AF455062

1403

(Conserver la Couverture)

2075

THÉRAPEUTIQUE CLINIQUE

---

# LES MÉDICAMENTS

THÉRAPEUTIQUE CLINIQUE

---

# LES MÉDICAMENTS

PAR

LE Dr ALFRED MARTINET

Ancien interne des hôpitaux de Paris.

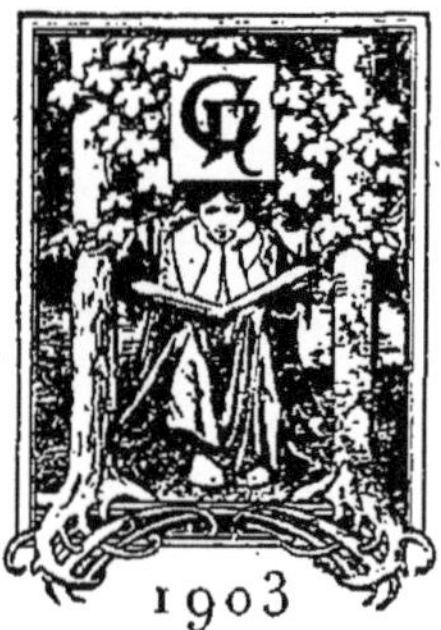

1903

C. NAUD, ÉDITEUR

3, RUE RACINE, 3

PARIS

# THÉRAPEUTIQUE CLINIQUE

# LES MÉDICAMENTS

## ARSENIC

### QUAND ET POURQUOI IL FAUT ADMINISTRER L'ARSENIC

L'action clinique de l'arsenic a été reconnue dès la plus haute antiquité ; les Chinois employaient comme purgatif de l'eau ayant séjourné dans des vases en arsenic ; Pline et Dioscoride prescrivaient déjà l'acide arsénieux pur ou associé aux balsamiques dans l'asthme, la bronchite chronique, les affections purulentes ; Pearson et Fowler le réintroduisirent dans la pharmacopée anglaise au XVIII^e siècle. Son action physiologique a été beaucoup plus discutée. L'introduction thérapeutique de l'acide cacodylique par M. Danlos et le professeur Gautier, et les travaux nombreux dont ce corps a été depuis l'objet, nous ont quelque peu éclairés sur le mécanisme intime de son action, et l'on peut admettre qu'*à doses thérapeutiques, l'arsenic est un excitant des fonctions cellulaires*, qu'il est de ce fait un excitant de la reproduction rapide des tissus, en particulier des globules rouges ; il excite l'appétit, active la digestion, améliore la nutrition, favorise l'engraissement.

***L'action cytogène de l'arsenic semble bien démontrée pour les globules blancs et les globules rouges.***

C'est sur les *globules rouges* que l'action est le plus manifeste. Tous les observateurs sont d'accord sur ce point :

l'administration de doses thérapeutiques d'arsenic (soit inférieures à 1 centigramme, acide cacodylique et méthyl-arsinique excepté) élève considérablement le nombre des globules rouges. L'action est surtout évidente avec le cacodylate et le méthyl-arsinate de soude : Widal et Merklen auraient observé chez une chlorotique, en quelques heures, l'élévation du nombre des globules rouges de 1 178000 à 2821000, après injection de cacodylate de soude. Billet a constaté de même, après injection de méthyl-arsinate de soude, une élévation considérable du nombre des globules rouges et de leur teneur en hémoglobine.

Besredka aurait fait la même constatation pour les *globules blancs*.

L'action élémentaire de l'arsenic se réduirait en dernière analyse à la substitution de ce métalloïde au phosphore dans les noyaux cellulaires, dans les éléments nerveux en particulier. Le phosphore déplacé se retrouverait à l'état de combinaison organique dans les urines (Selmi). Et cette substitution serait précédée d'une transformation de l'arsenic administré en composé organique de même modalité que les nucléines phosphorées auxquelles il va se substituer, ladite transformation s'opérant dans les globules blancs (Besredka). Quoi qu'il en soit de la réalité de ce mécanisme, M. A. Gautier a retiré du corps thyroïde normal des nucléines arséniées.

En tout état de cause, *le processus de multiplication cellulaire déterminé par la médication arsenicale, paraît aujourd'hui rigoureusement démontré au moins pour les globules rouges et les globules blancs*. Sans doute aussi, faut-il admettre avec M. Danlos, une mise en activité des réserves globulaires.

### *L'arsenic améliore la nutrition cellulaire et détermine l'accroissement du poids du corps.*

L'action sur la nutrition est celle qui a soulevé le plus de controverses. La question de l'excrétion de l'urée a été l'objet des discussions les plus vives, et mit aux prises un moment Germain Sée, Lolliot, Nothnagel et Rossbach. Elle semble aujourd'hui tranchée, tout au moins pour l'acide cacodylique.

Presque tous les auteurs actuels sont d'accord pour admettre une *stimulation manifeste de l'appétit* et une *augmentation évidente du poids du corps* sous l'influence des injections de cacodylate ou de méthyl-arsinate de soude.

Collet, qui a fait une étude attentive des modifications urinaires, a signalé une augmentation générale des éléments éliminés (urée, acide urique, phosphates, chlorures), l'augmentation portant principalement sur le taux de l'urée, que Dalché a vu doubler en certains cas, en sorte que le rapport azoturique, $\frac{\text{Azote de l'urée}}{\text{Azote total}}$, ou coefficient d'utilisation azotée, s'est élevé de 73 et 80 à 88 et 94. D'où une amélioration considérable de la nutrition cellulaire, se traduisant objectivement par l'accroissement du poids du corps.

### *L'arsenic exerce sur l'organisme une action stimulatrice générale.*

De cette stimulation des fonctions cellulaires et de l'accroissement du nombre des globules rouges, d'une part, de la stimulation de la nutrition, d'autre part, résultent :

1° Un aspect plus vigoureux, une teinte plus rosée, une apparence meilleure ;

2° Un accroissement des forces et de la résistance à la fatigue ;

3° Une circulation plus énergique, une hématose plus parfaite.

C'est au moins le résultat clinique le plus fréquent, car les recherches expérimentales de M. Robin sur le chimisme respiratoire ne permettent guère des conclusions absolument fermes.

En somme, le résultat global est une *stimulation générale*

*de l'organisme et de ses différentes fonctions* (digestion, circulation, respiration, nutrition), une *excitation plus particulière de l'assimilation et de l'hématose.*

### *L'arsenic peut déterminer des accidents toxiques aigus ou chroniques.*

L'ACTION TOXIQUE des composés arsenicaux (acide cacodylique excepté), peut se résumer ainsi : *à doses toxiques, l'arsenic détruit les cellules, et altère la nutrition.* L'action physiologique le faisait pressentir.

Dans sa FORME AIGUE, elle se manifeste :

1° Par des *phénomènes directs,* dus à l'action caustique de la préparation arsenicale sur les muqueuses avec lesquelles elle entre en contact : action sur la bouche et le pharynx, salivation, sécheresse et irritation de la gorge : action sur l'estomac, sensations de brûlure, crises gastriques douloureuses, nausées, vomissements ; action sur l'intestin, coliques, diarrhée parfois sanguinolente, dysentériforme.

2° Par des *phénomènes d'élimination* : éruptions diverses, vésiculeuses, papuleuses, purpuriques ; salivation ; rougeur et gonflement des yeux.

3° Par des *phénomènes de diffusion : hémorragies diverses* (hémoptysies, épistaxis, melœna, purpura), en rapport avec la dégénérescence granulo-graisseuse aiguë, voire la nécrose des cellules hépatiques, rénales, cardiaques, etc. ; et comme conséquence de ces dégénérescences, de ces nécroses viscérales, la dépression des forces, les irrégularités, les intermittences cardiaques, l'anurie, la cyanose, le refroidissement, la mort.

Dans sa FORME CHRONIQUE, outre les phénomènes précédents, plus ou moins atténués, on constate surtout des phénomènes nerveux : *troubles de la sensibilité et paralysies.*

L'épidémie récente d'arsenicisme chronique de Manchester, due à des bières sophistiquées, a attiré à nouveau l'attention sur ces troubles, dont le caractère insidieux peut égarer longtemps le clinicien.

Ils débutent généralement au niveau des membres inférieurs par de l'engourdissement, des fourmillements avec élancements douloureux et paresthésie légère. La paralysie est plus tardive, commence par du steppage, puis s'étend aux muscles de la région antéro-externe de la jambe (jambier antérieur, extenseur propre du gros orteil, péroniers latéraux) ; l'atrophie paraît ensuite. La guérison en est fréquente, mais la convalescence est parfois très longue.

Notons aussi la *pigmentation arsenicale* comme un symptôme possible d'arsenicisme chronique.

### *Le cacodylate et le monométhyl-arsinate de soude sont peu toxiques.*

Il semble bien qu'avec le cacodylate de soude on soit à l'abri de toute action toxique. M. Gautier l'a écrit en termes formels : « *Par l'usage du cacodylate de soude, continué même des années, on ne remarque* ni altération des reins, ni congestion du foie, *ni arsenicisme sous aucune de ses formes.* Seuls, les cheveux deviennent plus longs, plus opulents, plus fournis, ainsi que tout le système pileux ; la voix prend de la clarté, et les fonctions semblent rajeunir comme le sang ».

De fait, cette absence de toxicité, qui différencie si singulièrement l'acide cacodylique des autres composés arsenicaux, n'avait pas échappé aux premiers observateurs. En 1841, Bunsen injecta dans la veine marginale de l'oreille d'un lapin, 35 centigrammes d'acide cacodylique, sans observer de phénomènes toxiques ; il rangea l'acide cacodylique dans les corps non vénéneux. Plus tard, Rabuteau dut injecter 2 grammes d'acide cacodylique, soit une dose équivalant à 1,43 gramme d'acide arsénieux, pour obtenir la mort d'une chienne de taille moyenne.

L'expérience clinique est suffisamment étendue maintenant

pour qu'on soit en droit d'affirmer que l'opinion de M. A. Gautier, relative à *la non-toxicité de l'acide cacodylique, a reçu des faits une pleine sanction.* Tout au plus a-t-on relevé parfois quelques *crampes d'estomac* après ingestion stomacale, chez les sujets porteurs d'une lésion stomacale évidente ou latente, et a-t-on signalé des *signes de saturation*, bouffées congestives, surtout à la face, essoufflement qui semblent indiquer la cessation du médicament. Enfin, l'administration par voie buccale détermine parfois une *odeur alliacée de l'haleine*, incident plus qu'accident, sur la genèse duquel nous nous réservons de revenir. Mais, à notre connaissance, deux faits seulement d'intoxication grave ont été imputés, à tort ou à raison, à la médication cacodylique. Le premier appartient à M. Mercklen, nous le rappellerons plus loin ; le deuxième a été publié par M. Mursey, dans le *Bristish Medical Journal*, 1900, t. II, p. 1823 ; il peut se résumer comme suit : Une malade, tuberculeuse au premier degré, prend quotidiennement trois pilules de cacodylate de soude, représentant une dose journalière d'environ 20 centigrammes ; à la onzième pilule, elle est prise de phénomènes d'arsenicisme aigu (nausées, vomissements, anorexie, inflammation des conjonctives, œdème des paupières, hyperesthésie sur le trajet des nerfs des membres inférieurs, hémiplégie gauche). Les symptômes aigus cessent vingt-quatre heures après la cessation de la médication ; l'hémiplégie, trois jours après.

Les seules remarques pratiques à tirer de ce dernier fait, sont les suivantes : 1° *Choisir autant que possible la voie hypodermique comme mode d'administration ;* 2° *ne jamais débuter par une dose supérieure à 5 centigrammes de cacodylate de soude.*

L'emploi du *méthyl-arsinate de soude*, ou arrhénal, le nouveau composé arsenical proposé par M. le professeur Gautier comme succédané du cacodylate de soude, tend à se substituer de plus en plus à celui du cacodylate. Ce corps présente, en effet, sensiblement les mêmes propriétés physiologiques et thérapeutiques, il est peu toxique; il l'est plus cependant que le cacodylate et offre le grand avantage de pouvoir être, sans aucun inconvénient, administré par la voie buccale car il ne provoque pas l'odeur alliacée de l'haleine que l'on observe souvent avec le cacodylate.

**L'arsenic est surtout indiqué en cas de ralentissement des échanges nutritifs et d'affaiblissement de l'état général.**

Nous ne retiendrons que les *indications du cacodylate de soude et du méthyl-arsinate de soude.* Elles peuvent se résumer ainsi :

Le cacodylate de soude et le méthyl-arsinate sont surtout indiqués dans les maladies résultant d'un ralentissement des échanges nutritifs, d'un affaiblissement de l'état général, et en première ligne dans la *tuberculose pulmonaire;* encore est-il quelques distinctions utiles à faire.

Le traitement méthyl-arsinique donne les *meilleurs résultats* dans la tuberculose pulmonaire au premier et au deuxième degré, avec ou sans hémoptysies, tant que l'organisme lutte encore; dans les formes scrofuleuses et arthritiques.

Il paraît donner des *résultats indifférents* dans la tuberculose chronique à la troisième période.

Il donne des *résultats franchement mauvais* et est contre-indiqué dans les formes éréthiques de la tuberculose, dans la granulie, et lorsque la consomption est établie.

Il est logique aussi de l'employer, et l'*a priori* a la sanction des faits, dans la *convalescence des maladies* (rhumatismes, bronchites, pleurésies, maladies infectieuses, etc.), et surtout au décours de la grippe, cette maladie si tuberculisante.

Enfin des tentatives, sinon absolument démonstratives, au moins très encourageantes, autorisent à en essayer l'administration dans *le paludisme, M. Gautier considère le méthyl-arsinate comme le spécifique des fièvres paludéennes.* Billet (de Constantine), a en effet communiqué 9 cas de paludisme réfractaires aux sels de quinine et rapidement guéris par le méthyl-arsinate. L'asthme constitutionnel, les dermatoses, la neurasthénie et les états neurasthéniformes ont été en quelques cas améliorés par l'emploi de l'arsenic organique.

M. Danlos et Saalfeld, de Berlin, ont employé avec succès l'arsicodyle dans le traitement du psoriasis.

Ce que nous avons dit de la non-toxicité de l'acide cacodylique et du méthyl-arsinate de soude, en restreint singulièrement les contre-indications. Cependant, une observation de M. Mercklen, relative à l'apparition d'accidents des plus graves (vomissements incoercibles, état cholériforme des plus inquiétants), après deux injections de 5 centigrammes de cacodylate de soude chez un individu atteint de cancer du foie, autorise à admettre, jusqu'à plus ample informé, l'*insuffisance hépatique comme une contre-indication au moins relative.*

## COMMENT IL FAUT PRESCRIRE L'ARSENIC

### CACODYLATE DE SOUDE

***La médication cacodylique est de date ancienne.***

L'acide cacodylique (κακος, mauvais, désagréable) fut découvert en 1760 par Louis Cadet de Gassicourt, ancien apothicaire, et il fut longtemps connu sous le nom de « liqueur fumante de Cadet ». Dès 1843, Bunsen considère le radical cacodyle comme un métal comparable au cyanogène ; dans l'un comme dans l'autre de ces radicaux, les éléments constituants ont perdu la plupart de leurs propriétés primitives pour en acquérir de nouvelles.

Rabuteau reprenant cette idée, la développa avec une ampleur à laquelle ont peu ajouté les recherches les plus récentes. Constatant par des expériences variées l'étonnante innocuité du cacodyle, il écrivait : « L'élimination rapide de l'acide cacodylique ne suffit pas pour expliquer ce résultat, il faut faire intervenir d'autres idées qui sont relatives à la constitution chimique ».

Il établissait la série suivante :

| $As\begin{cases} OH \\ OH \\ OH \\ O'' \end{cases}$ | $As\begin{cases} CH^3 \\ OH \\ OH \\ O'' \end{cases}$ | $As\begin{cases} CH^3 \\ CH^3 \\ OH \\ O'' \end{cases}$ | $As\begin{cases} CH^3 \\ CH^3 \\ CH^3 \\ O'' \end{cases}$ |
|---|---|---|---|
| Acide arsénique | Acide monono-méthyl arsénique | Acide di méthyl arsénique (acide cacodylique) | Acide tri-méthyl arsénique |

et remarquant que l'acide arsénique est très toxique, l'acide monométhylarsénique beaucoup moins toxique, l'acide diméthylarsénique infiniment moins toxique, il pensait que l'acide triméthylarsénique devait l'être moins encore et que l'innocuité des termes de cette série allait croissant avec le nombre des radicaux $CH^3$. Cette conception théorique mériterait d'être contrôlée par des expériences relatives à l'acide triméthylarsénique.

Enfin il constatait que « l'arsenic est rivé dans la molécule d'acide cacodylique aussi intimement que dans la molécule des arseniens quaternaires et de même que ceux-ci cet acide ne donne aucun résultat ni avec l'appareil de Marsh, ni même avec la pile ».

Nous ne relatons que pour mémoire le travail considérable présenté par Rabuteau à la Société de Biologie en 1882, relatif au pouvoir toxique de l'acide cacodylique et à la théorie chimique sus-mentionnée.

Monsieur Péraldi, dans sa thèse, cite un fait susceptible de mettre en lumière l'ancienneté un peu oubliée de l'emploi de l'acide cacodylique en thérapeutique. Dans le manuel de toxicologie de Draggendorf, traduction française de E. Ritter, édition 1876, page 53, annotation n° 6, on lit : « Jackheim de Darmstadt a introduit dans la thérapeutique l'usage de l'acide cacodylique, dont on peut ingérer par jour 0,20 à 0,25 gramme sans inconvénient. L'usage continué pendant quelque temps amène cependant, suivant Reinz, des accidents (*Deutsch. arch. f. Klin. med.*, t. I, p. 235. Voy. Chomse, Thèse de Dorpath, 1859 et Lebahn, *Wirck. die u. der Cacodylsaure Rostock*, 1868) ».

Ces constatations, d'un intérêt historique réel, n'enlèvent rien au mérite des expérimentateurs récents qui ont tiré du néant une substance parfaitement oubliée et en ont démontré, avec une telle évidence, la puissance thérapeutique, qu'elle semble à tout jamais à l'abri d'une semblable aventure.

C'est sans contestation possible à MM. Danlos et Armand Gautier que revient l'honneur, d'avoir réintroduit, en 1899, dans la thérapeutique, cet agent si puissant. Il est peu de cliniciens qui ne l'aient actuellement fait entrer dans leur pratique quotidienne, et le mode d'emploi, comme les indications, commencent à être connus avec une suffisante rigueur.

### *L'acide cacodylique a des propriétés tout à fait distinctes des composés arséniques minéraux.*

Le cacodylate de soude se présente sous forme de cristaux blancs, inodores, d'une saveur légèrement acide. Il est très soluble dans l'eau et dans l'alcool, insoluble dans l'éther ; on ne l'associera donc pas dans une potion à du sirop d'éther. Sa *déliquescence très grande* nous obligera à le garder dans des flacons bouchés à l'émeri et paraffinés et à avoir recours à des formules particulières pour l'obtention de pilules dont la conservation soit facile.

*Au point de vue chimique*, il représente de l'acide arsénique dans lequel deux oxhydriles ont été remplacés par deux radicaux méthyles. L'acide arsénique étant triacide, l'acide cacodylique sera monoacide et pourra donner, avec les bases, des sels bien définis et cristallisés dont le mieux connu et le plus employé est le cacodylate de soude.

$$O=As\begin{cases}OH\\OH\\OH\end{cases}\qquad O=As\begin{cases}OH\\CH^3\\CH^3\end{cases}\qquad O=As\begin{cases}ONa\\CH^3\\CH^3\end{cases}$$

Acide arsénique. Acide cacodylique. Cacodylate de soude.

Il renferme 54 p. 100 de son poids d'arsenic ; 1 gramme d'acide cacodylique correspond à 0,715 gramme d'acide arsénieux, mais les *propriétés générales, tant chimiques que biologiques, de l'arsenic sont complètement modifiées dans l'acide cacodylique, en sorte que les réactifs généraux de l'arsenic ne peuvent plus le déceler, de même qu'il a presque complètement perdu sa toxicité.*

Des *réactions de pureté* indiquées par M. Armand Gautier, deux au moins doivent être connues du praticien, car, comme pour un grand nombre de drogues, la concurrence jette sur le marché des produits de pureté variable, et certains accidents n'ont peut-être d'autre cause que l'administration de cacodylate de soude contenant en proportion appréciable des arsénites et des arséniates :

1° Le cacodylate de soude ne doit pas donner de précipité par un excès d'eau de chaux mêlé d'eau de baryte (absence d'arsénites et d'arséniates) ;

2° *La solution, additionnée d'acide chlorhydrique, ne doit pas donner, par l'acide sulfhydrique, de précipité jaune de sulfure d'arsenic (absence d'arsénites et d'arséniates).*

## La méthode hypodermique est la méthode de choix ; les voies buccale et rectale sont cependant acceptables.

Quant au *mode d'admininistration*, on se trouve en présence de deux opinions : l'une, intransigeante, représentée surtout par M. A. Gautier, qui rejette absolument toute autre voie que la voie hypodermique sous prétexte que « donner le cacodylate en pilules ou en lavements, c'est déformer le traitement et le rendre plus ou moins inactif, ou même nuisible », par suite de la transformation possible dans le conduit gastro-intestinal de l'acide cacodylique en oxyde de cacodyle toxique, que décèlerait l'odeur alliacée que prennent la peau, l'haleine, les urines des individus ainsi traités ; l'autre, opportuniste en quelque sorte, représentée par la plupart des cliniciens, Danlos, Barth, Dalché, Renaut, Grasset entre autres, qui, tout en faisant de la *méthode hypodermique la méthode de choix*, ne refusent pas aux malades qui ne peuvent s'y soumettre le bénéfice de l'administration stomacale ou rectale, en considérant que les inconvénients invoqués ne sont pas du même ordre de grandeur que les effets thérapeutiques utilisables. Nous nous rallions pleinement à cette deuxième opinion que l'on peut formuler ainsi : *la méthode hypodermique est la méthode de choix pour l'administration du cacodylate de soude ; les voies buccale et rectale doivent être considérées comme méthodes d'exception et réservées aux cas où la méthode hypodermique est d'une application impossible (situation éloignée du médecin, pusillanimité du malade, etc.).*

M. A. Gautier a proposé deux formules pour les *injections hypodermiques* :

| | | |
|---|---|---|
| 1° | Acide cacodylique pur. . . . . . . . | 5 grammes |
| | Soude caustique pure. . . . . . . . . . | q. s. pour neutraliser jusqu'au virage d'une trace de phtaléine. |
| | Chlorhydrate de cocaïne . . . . . . . | 8 centigrammes |
| | Créosote dissoute dans l'alcool . . . . | V gouttes |
| | Eau distillée . . . . . . . . . . . . | q. s. pour 100 cc. |
| 2° | Cacodylate de soude pur . . . . . . . | 6 gr. 40 |
| | Alcool phéniqué au 10$^e$ . . . . . . . . | X gouttes |
| | Eau distillée. . . . . . . . . . . . . | 100 cc. |

Stériliser.

La seconde se recommande surtout par la simplicité de sa préparation, l'absence de cocaïne, la sécurité plus grande donnée par l'alcool phéniqué au point de vue de la conservation.

Le mieux encore sera de s'adresser à une préparation titrée de bonne marque, livrée en ampoules contenant la dose nécessaire à une injection, et qui donnera toutes garanties quant au titrage, quant à la pureté, quant à la conservation et quant à la stérilisation.

Les injections, peu douloureuses, seront pratiquées selon la technique générale des injections hypodermiques, basée sur la triade aseptique (stérilisation de la peau, de la solution, de la seringue). On pourra les faire soit dans le muscle, soit dans le tissu cellulaire sous-cutané.

Bien que la toxicité de l'acide cacodylique soit quasi nulle, il sera prudent de débuter par des doses faibles, soit 25 milligrammes à 5 centigrammes et de s'élever graduellement jusqu'à *dix centigrammes, dose qu'on doit considérer comme une bonne moyenne* à ne dépasser qu'exceptionnellement. Il ne semble pas qu'il y ait avantage appréciable à employer des doses plus fortes.

Quoique M. Gautier déclare que « le cacodylate de soude peut être employé plusieurs années sur les mêmes personnes sans que l'accoutumance s'établisse », la plupart des cliniciens, M. Letulle entre autres, ont adopté la *méthode intermittente*, séries de 8 à 12 injections séparées par des repos de huit jours, sans attendre l'apparition des phénomènes de saturation. Les tracés comparatifs de M. Albert Jalaguier démontrent que cette dernière méthode est la meilleure.

L'action du cacodylate semble être soulignée par l'administration d'iodures ou de sirop iodotannique.

Dans les cas où on sera obligé de s'adresser à *l'administration par voie buccale*, on pourra l'administrer en *solution aqueuse* à prendre au milieu des repas. On prescrira, par exemple :

| | |
|---|---|
| Cacodylate de soude. . . . . . . . . | 50 centigrammes |
| Essence de menthe. . . . . . . . . . | 10 grammes |
| Eau distillée . . . . . . . . . . . . | 90 » |

Une cuiller à café renferme 0,025 gramme de cacodylate de soude ; on en prescrira une ou deux dans un verre de boisson au milieu de chacun des principaux repas.

On pourrait encore adopter la formule de Danlos :

| | |
|---|---|
| Cacodylate de soude | 1 gramme |
| Essence de menthe | 10 » |
| Rhum | āā 40 grammes |
| Sirop simple | |
| Eau distillée | 60 grammes |

La déliquescence du produit rend difficile sans enrobage la fabrication de *pilules ;* cependant, on aura un produit d'une suffisante conservation en associant à la dose désirée de cacodylate de soude un poids égal d'un mélange composé à parties égales de matière résineuse (colophane ou benjoin) et de poudre inerte. On formulera, par exemple :

| | |
|---|---|
| Cacodylate de soude | 0 gr. 02 |
| Benjoin | āā 0 gr. 01 |
| Poudre de réglisse | |
| Alcool à 90° | 1 goutte |

F. s. a. pour une pilule, n° 20.

En prendre une ou deux au milieu des repas du midi et du soir.

L'*administration rectale* est des plus simples. On injectera huit à dix jours de suite, avec des intervalles de repos d'une semaine, une ou deux cuillers à café d'une solution aqueuse à 0,50 ou 1 p. 100 (soit 25 milligrammes à 10 centigrammes de substance active) dans une ou deux cuillers à soupe d'eau bouillie ; on ajoutera, si besoin est, deux ou trois gouttes de laudanum.

Il est certain que l'administration par les voies digestives de cacodylate de soude donne lieu fréquemment, surtout chez les enfants, à une odeur alliacée de l'haleine, et la raison pour laquelle elle n'a jamais été constatée par certains observateurs, tels Grasset, nous échappe. M. A. Gautier l'attribue à la transformation du cacodylate de soude en oxyde de cacodyle et autres dérivés analogues qu'il estime très toxiques ; mais il semble bien qu'il en ait exagéré l'importance, car aucun cas d'intoxication sérieuse relevant de cette cause n'a été signalé (l'odeur alliacée n'est pas mentionnée dans le cas de Mursey), et souvent des enfants présentant cette odeur alliacée n'en tirent pas moins un grand bénéfice de la médication cacodylique. D'autre part son explication même ne peut être acceptée que comme une hypothèse, car suivant la remarque de M. Danlos, M. Gautier n'a publié à l'appui de son dire, aucune expérience. Dans la critique si serrée qu'il en a faite, M. Danlos a au contraire publié plusieurs expériences qui semblent porter à cette théorie un coup sensible (Danlos, Congrès de médecine de 1900).

M. Rocaz, qui en a étudié l'administration *chez les enfants* et la préconise fort, indique les doses maxima suivantes : 1 centigramme par trois années d'âge et par vingt-quatre heures, soit 1 centigramme à trois ans, 2 à six, 3 à neuf, 4 à à douze, etc. Cette dose nous paraît trop faible ; nous l'avons couramment employé chez des enfants de six à douze ans à des doses de 3 à 10 centigrammes sans constater jamais de phénomènes d'intolérance que l'odeur alliacée sus-mentionnée qui ne nous a pas paru être une contre-indication absolue à son emploi. M. Josias l'emploie couramment dans son service d'enfants aux doses quotidiennes de 0,10 à 0,15 grammes.

### MONOMÉTHYL-ARSINATE DE SOUDE

***Le monométhyl-arsinate de soude a sensiblement les mêmes propriétés que le cacodylate, il n'en a pas les mêmes inconvénients. Toutefois il est plus toxique.***

La question du mode d'administration de l'arsenic organique a été singulièrement simplifiée par l'introduction dans la matière médicale du *méthyl-arsinate de soude* qui jouit de propriétés thérapeutiques sensiblement identiques en nature et en grandeur à celles du cacodylate de soude dont il ne diffère que par la perte d'un radical méthylique $CH^3$.

| $O{=}As\begin{cases}OH\\OH\\OH\end{cases}$ | $O{=}As\begin{cases}ONa\\CH^3\\CH^3\end{cases}$ | $O{=}As\begin{cases}ONa\\ONa\\CH^3\end{cases}$ |
|---|---|---|
| Acide arsénique | Cacodylate de soude | Méthyl-arsinate de soude. |

Le cacodylate est un di-méthyl-arsinate de soude et l'arrhénal est un mono-méthyl-arsinate de soude. Il nous semblerait rationnel de substituer aux dénominations de cacodylate de soude et d'arrhénal, celles de di-méthyl arsinate de soude et de monométhyl-arsinate de soude qui ont le grand avantage de rappeler la constitution chimique de ces deux corps.

Le méthyl-arsinate de soude contient 34 p. 100 de son poids d'arsenic métalloïdique répondant à 45 p. 100 d'acide arsénieux.

*Ses propriétés physico-thérapeutiques* sont, nous l'avons dit, sensiblement identiques, à celles des cacodylates, sauf en un point, qui donne justement au mono-méthyl-arsinate de soude une incontestable supériorité, savoir qu'il peut être indifféremment administré par la voie sous-cutanée ou ingéré par la bouche sans provoquer (au moins à doses modérées) de troubles digestifs, sans donner en particulier à la peau, à l'haleine, à l'urine et aux selles cette insupportable odeur alliacée si fréquente dans le traitement cacodylique.

En somme, *il semble que le méthyl-arsinate de soude ait tous les avantages du cacodylate de soude sans en avoir les inconvénients ;* cependant il est juste de dire que, conformément à la remarque de Rabuteau, il est plus toxique que le cacodylate (Laffont, *Ac. des Sc.*, avril 1902), mais la zone maniable thérapeutique est encore considérable.

*Toutes les propositions précédemment formulées au sujet du cacodylate, de ses propriétés, de ses indications, peuvent donc exactement s'appliquer au mono-méthyl-arsinate en les allégeant simplement des quelques discussions et restrictions relatives à la transformation possible dans le tube digestif du cacodylate en substance toxique et au développement de l'odeur alliacée.*

*Au point de vue chimique* on obtient le méthyl-arsinate en

faisant réagir l'iodure de méthyle sur l'arsénite de soude, de ce fait le méthyl-arsinate de soude impur peut retenir des traces d'arsenic minéral, d'arsénite de soude en particulier, et on conçoit de suite tout le danger d'une telle impureté. En cas de doute, le praticien aura recours à la réaction suivante : à la solution suspecte de méthyl-arsinate de soude il ajoutera une solution de nitrate d'argent ; si la solution est pure il se formera un précipité blanc soluble dans l'acide acétique ; si elle renferme de l'arsénite de soude, le précipité jaune pâle sera insoluble.

Un procédé très commode, indiqué par Adrian, consiste à laisser tomber quelques gouttes de la solution de monométhyl-arsinate de soude à examiner sur une feuille de papier filtre ; on verse également quelques gouttes d'une solution de nitrate d'argent dans le voisinage : la défectuosité du produit provenant soit d'une altération, soit d'une mauvaise fabrication est très nettement indiquée par la formation d'une tache jaune clair à la rencontre des deux solutions sur le papier.

On le prescrira donc comme le cacodylate en se rappelant que le *mode d'administration* hypodermique est le mode de choix. Les observations cliniques publiées jusqu'ici semblent devoir convaincre de l'*opportunité des faibles doses, savoir 2 à 5 centigrammes,* surtout chez les tuberculeux et de l'*administration intermittente.*

Il est encore digne de remarque que, aux doses médicamenteuses, il est souvent toléré, quand le cacodylate ne l'est pas, que les réfractaires à l'arsenic latent pris sous forme d'acide cacodylique ne le sont généralement pas si le même agent est présenté sous la forme méthyl-arsinique, qu'enfin le méthyl-arsinate réussit souvent à donner un nouveau coup de fouet à l'économie quand les cacodylates paraissent avoir épuisé leurs effets par accoutumance ou pour toute autre cause.

### COMPOSÉS ARSENICAUX MINÉRAUX

***Les composés arsenicaux minéraux trouvent encore leur place dans la thérapeutique.***

La non-toxicité du cacodylate de soude et du méthyl-arsinate de soude, la possibilité de les administrer à fortes doses, leur efficacité incontestable amènent à les substituer rationnellement aux préparations arsenicales anciennes. Toutefois il ne faut pas bannir complètement de la pratique journalière les préparations classiques qui, de façon un peu paradoxale, réussissent quelquefois là où le cacodylate et le méthyl-arsinate ont échoué. Sans entrer dans le détail nous rappellerons les principales et leur posologie.

*La dose moyenne quotidienne est un milligramme d'acide arsénieux par jour et par année d'âge.*

La *liqueur de Fowler*, à base d'arsénite de potasse, contient un centigramme d'acide arsénieux par gramme (XX gouttes), soit un demi-milligramme par goutte. La dose quotidienne selon l'âge sera de V à XXX gouttes diluées dans un véhicule aqueux.

Comby a proposé la formule suivante pour *injection sous-cutanée :*

| | |
|---|---|
| Acide arsénieux . . . . . . . . . . . | àâ o gr. 10 |
| Carbonate de potasse . . . . . . . . | |
| Eau de laurier cerise . . . . . . . . | o gr. 30 |
| Eau distillée . . . . . . . . . . . . | 10 » |

titrée à un centigramme d'acide arsénieux par centimètre cube ; dose quotidienne un quart à une seringue.

On pourrait enfin la prescrire *en lavement* associée à II gouttes de laudanum.

La *liqueur de Pearson*, beaucoup moins usitée en France, à base d'arséniate de soude est titrée à 1 p. 600 ; elle s'emploiera donc à dose six fois plus forte que la liqueur de Fowler.

Enfin la *liqueur de Boudin* est une solution à 1 p. 1000 d'acide arsénieux, soit dix fois plus faible que la liqueur de Fowler.

Au surplus, nous trouvons beaucoup plus simple de formuler directement une solution d'arséniate de soude à 1 1/200, 1 1/500, 1 1/1000, 1 1/2000, suivant le cas et de la prescrire de façon à ce que la dose quotidienne d'acide arsénieux reste dans les limites maniables, 0,002 à 0,02 gramme, deux milligrammes à deux centigrammes.

Les *granules de Dioscoride* renferment un milligramme d'acide arsénieux; on en donne 1 à 10 par jour.

L'*eau de la Bourboule* contient, par litre, 28 milligrammes d'arséniate de soude.

Il nous paraît intéressant, pour finir, de rappeler les doses des composés arsenicaux les plus usités correspondant en arsenic à dix centigrammes de cadodylate de soude, ce tableau mettra en évidence l'innocuité relative de la médication cacodylique :

*Doses correspondant en arsenic à 0 gr. 10 de cacodylate de soude.*

| COMPOSÉS | ÉQUIVALENCE | DOSE MAXIMA QUOTIDIENNE |
|---|---|---|
| Acide arsénieux . . . | 0 gr. 06 | 0 gr. 01 |
| Arséniate de soude . . | 0 gr. 19 | 0 gr. 02 |
| Liqueur de Fowler . . | 6 gr. 15 | 1 gramme |

Toutefois, ces chiffres sont peut-être sujets à révision car M. Danlos a montré que, « contrairement à l'opinion courante, l'arséniate de soude en solution à 5 p. 100 est indolore en injections hypodermiques ou intramusculaires et se supporte à doses élevées ». Deux de ses malades en ont reçu pendant près d'un mois environ 54 milligrammes par jour en injection sous-cutanée sans le moindre inconvénient (XIIIe Congrès international de médecine, 1900).

## ASSOCIATIONS ARSENICALES

Si l'on se rappelle que l'*action globale de l'arsenic est une stimulation générale de l'organisme et de ses différentes fonctions* (*digestion, circulation, respiration, nutrition*), *une excitation plus particulière de l'assimilation et de l'hématose*, on concevra que l'arsenic peut être la base d'associations très heureuses avec les *médicaments vasculaires vaso-dilatateurs en particulier* (*iodures*), qui en multiplieront en quelque sorte l'action et avec les *médicaments divers dits toniques* (fer, phosphates, glycéro-phosphates, kola, quinquina, etc.).

### *Les iodures activent l'action de l'arsenie et y ajoutent la leur.*

L'*association arsenico-iodurée* est d'un emploi relativement fréquent et recommandable chez les artério-scléreux avec troubles circulatoires, œdème malléolaire, dyspnée, etc., ou même après un ictus apoplectique. On pourra la prescrire sous forme intermittente et progressive, par exemple de la façon suivante :

| | |
|---|---|
| Arséniate de soude. . . . . . . . . . . | 5 centigrammes |
| Iodure de sodium . . . . . . . . . . . . | 10 grammes |
| Eau distillée . . . . . . . . . . . . . | 300 » |

Une cuillerée à soupe (2 milligrammes et demi d'arséniate de soude, 0,50 gramme d'iodure de sodium) à chacun des principaux repas, pendant dix jours ; 2 cuillerées à soupe les dix jours suivants ; repos la troisième période des dix jours.

On obtient souvent ainsi une amélioration manifeste du régime circulatoire, un soulagement du cœur, une diminution de la dyspnée et des œdèmes.

***L'arsenic cytogène, le fer hémoglobinogène réalisent la médication hématogène.***

Une des associations thérapeutiques les plus rationnelles est celle de l'arsenic et du fer, qui trouve une indication précise dans les anémies avec hypoglobulie et abaissement notable du taux de l'hémoglobine. L'arsenic par son action cytogène, le fer par son action hémoglobinogène remplissent les indications principales de la médication hématogène. La *médication arsenico-ferrugineuse*, si séduisante *a priori*, et à laquelle la clinique a donné tant de fois une sanction éclatante, se trouvera traitée à l'article consacré au fer.

***L'arsenic peut être associé aux médicaments dits toniques (phosphates, kola, quinquina, etc.).***

Dans les cas de dépression nerveuse manifeste avec artério-sclérose au début, *on pourrait associer à l'arsenic et à l'iodure le glycéro-phosphate de chaux*, par exemple :

| | |
|---|---|
| Arséniate de soude . . . . . . . . . . | 0 gr. 05 (5 centigr.) |
| Glycéro-phosphate de chaux . . . . | ââ 5 grammes |
| Iodure de sodium . . . . . . . . . . | |
| Eau distillée . . . . . . . . . . . . . | 300 grammes |

Une cuillerée à soupe, matin, midi et soir au moment du repas (chaque cuillerée à soupe renfermant : arséniate de soude 2 milligrammes et demi, glycéro-phosphate de chaux et iodure de sodium, de chaque 0,25 gramme). Cette association est d'autant meilleure que, suivant la remarque de M. Huchard, l'association à l'iodure du glycéro-phosphate semble augmenter considérablement la tolérance et diminuer singulièrement la fréquence et l'acuité des accidents iodiques.

Si l'on vise simplement l'*action tonique générale* on pourra associer l'*arsenic, le quinquina et la kola*, auxquels le sirop d'écorce d'oranges amères pourra fournir un excellent véhicule :

| | |
|---|---|
| Arséniate de soude. . . . . . . . . . | 10 centigrammes |
| Teinture de kola. . . . . . . . . . . | 15 grammes |
| Sirop de quinquina. . . . . . . . . } | ââ 150 » |
| Sirop d'écorces d'oranges amères . . } | |

Un verre à liqueur au commencement du repas de midi et du soir.

Dans les formules précédentes on pourrait remplacer l'arséniate de soude par une dose appropriée de méthyl-arsinate de soude.

### *L'association thérapeutique arsenic-phosphore ne doit être réalisée qu'avec prudence.*

Une association tentante est celle de l'*arsenic* et du *phosphore*, tous deux ont une action stimulative si manifeste sur le processus de multiplication des éléments cellulaires, qu'il semble que leur association doit être des plus fructueuses, leur synergie étant évidente. Elle est en effet réalisable, et nous en avons donné plus haut un exemple en associant l'arséniate de soude, le glycéro-phosphate de chaux. Les actions sont parallèles et cliniquement, comme l'ont remarqué les auteurs italiens et nous-même, l'action reconstituante de la lécithine est comparable à celle de l'arsenic mais beaucoup plus rapide ; en fait, l'action physiologique élémentaire et l'action clinique globale de l'arsenic et du phosphore sont de même nature, et dans nos observations relatives à l'action dynamogénique générale de l'acide phosphorique nous avons remarqué que cette action inconstante est surtout évidente chez les malades qui avaient antérieurement tiré le plus grand bénéfice de la médication cacodilyque.

On peut donc, on doit donc associer, en certains cas, l'arsenic et le phosphore, mais il faut être bien prévenu que cette association, au moins en certains cas, prédispose aux accidents arsenicaux toxiques, aux polynévrites en particulier. Le fait a été surtout bien observé pour le phosphate de créosote. « J'ai remarqué, dit Tison, que ces accidents de polynévrite se produisaient plus rapidement chez les malades auxquels, en même temps que le phosphate de créosote, on administrait une préparation arsenicale. J'ai observé aussi que ces accidents, très longs à se produire quand on n'administre pas en même temps de préparations arsenicales, avaient lieu plus tôt quand, précédemment, le malade avait pris de l'arsenic. Dans ces conditions, on peut se demander s'il n'y avait pas une certaine incompatibilité entre l'arsenic et le phosphore. Ces deux corps appartiennent à la même famille chimique. Le phosphore, introduit à une certaine dose dans l'organisme, retarderait-il ou empêcherait-il l'élimination de l'arsenic ? Autant de questions que je pose sans pouvoir les résoudre. »

En tous cas, l'arsenic, le phosphore, le fer dont l'action peut être quelquefois utile et dont l'emploi successif ou alterné peut rendre les plus grands services dans les cas d'asthénie, d'anémie, de débilité générale, de dénutrition, nous paraissent *presque toujours* contre indiqués pendant les périodes fébriles, dont ils nous ont semblé augmenter l'acuité. Et en règle nous supprimons la liqueur de Fowler, l'acide phosphorique ou le peptonate de fer chez tout malade qui fait une poussée fébrile et c'est, sans doute, à l'occasion des tuberculeux fébriles, que Trousseau proscrivait formellement les préparations ferrugineuses chez les tuberculeux.

---

# BROMURES

## QUAND ET POURQUOI IL FAUT ADMINISTRER LES BROMURES

Il paraît bien probable que pour les bromures, l'action physiologique puisse être dans une certaine mesure dissociée. *Ils agissent comme bromures, comme composés bromés* et à ce titre ont une action générique, caractéristique, primordiale, fondamentale qui leur est commune, et qu'ils partagent avec le brome, savoir : *une action dépressive du système neuro-musculaire*, des centres en particulier, une diminution de la sensibilité et du pouvoir réflexe ; *ils agissent d'autre part comme sels de potassium, de sodium, d'ammonium* greffant sur l'action primitive du brome des *actions secondaires : dépression de la circulation* (*potassium*), *ou stimulation faible de la circulation* (*ammonium*). En sorte que, à côté de l'indication générale qui leur est commune et qu'ils doivent à leur action élective et prédominante sur le système nerveux, il existe des indications particulières, vasculaires en particulier, qui pourront amener à choisir rationnellement tel ou tel bromure.

**La caractéristique des bromures est une action sédative, dépressive de tout le système neuro-musculaire.**

Elle se manifeste par des *phénomènes encéphaliques :* langueur intellectuelle, diminution de la puissance d'idéation, de la mémoire, difficulté de la parole ; vertiges, étourdissements, titubation, somnolence, diminution de l'excitabilité réflexe ; en somme diminution de tous les modes d'activité de l'encéphale.

Elle se manifeste par des *phénomènes bulbo-médullaires* : abolition des réflexes pharyngés, laryngés, épiglottiques, conjonctivaux ; diminution, voire abolition de la sensibilité du col de la vessie, incontinence d'urine, torpeur des organes génitaux, etc.

On constate enfin une *diminution appréciable* et à haute dose une *suppression de la sensibilité à la douleur*, un émoussement de la sensibilité au contact et à la température.

Et il semble bien, comme l'admettaient Nothnagel et Rossbach que cette « paralysie » graduelle et temporaire du système nerveux s'étende des centres à la périphérie, et que les nerfs périphériques (sensitifs et moteurs) se paralysent plus faiblement et beaucoup plus tard que les centres nerveux. Cliniquement l'observation paraît exacte ; expérimentalement si on lie fortement la racine d'un membre d'un animal soumis au bromure, la sensibilité et les réflexes n'en diminuent pas moins dans ce membre.

Par quel mécanisme agit-il sur le système nerveux ? Quelques physiologistes soutenaient avec Germain Sée que le bromure de potassium est surtout un médicament vasculaire, qu'il excite d'abord le centre vaso-moteur et fait contracter les vaisseaux, d'où anémie consécutive des centres nerveux ; l'action cardio-vasculaire serait en quelque sorte primitive, l'action neuro-musculaire secondaire. Ce que nous avons dit plus haut de l'action dépressive neuro-musculaire commune aux bromures et indépendante dans une certaine mesure de l'alcali associé (potassium, sodium, ammonium, camphre) dont l'action cardio-vasculaire est cependant très différente rend cette opinion peu vraisemblable et on doit admettre avec Cl. Bernard que le *bromure de potassium agit primitivement sur la moelle et le cerveau, et secondairement par l'intermédiaire du grand sympathique sur la circulation et le cœur.*

On a même été plus loin et émis une hypothèse à tout le moins curieuse, remarquant que le bromure agit sur l'ensemble des centres nerveux qu'il semble parésier au même degré, on a supposé que *le bromure se substitue au chlorure de sodium* qui existe normalement dans les éléments nerveux et qu'il ralentit les processus chimiques qui entretiennent l'activité de ces organites. Il en résulte que toutes les parties du système nerveux reçoivent en quelque sorte une dose égale de bromure, et que sa présence réfrène l'activité de ces diverses parties sans rompre cependant l'équilibre fonctionnel. A ce titre il est non seulement sédatif ou calmant du cerveau, mais agit encore *comme soporifique ou hypnotique* par diminution de la sensibilité aux stimulis externes.

Quelle que soit la valeur de cette explication, elle s'appuie en tous cas sur une observation clinique sur laquelle nous aurons à revenir, *l'action du bromure est en raison inverse de la richesse en chlorure du régime alimentaire suivi*, comme si les chlorures chassaient les bromures de l'organisme, le maximum d'action étant obtenu avec le régime le plus hypochloruré, dans la pratique, le régime lacté intégral.

***Les actions secondaires des différents bromures sont sous la dépendance de la base combinée.***

Les autres actions des bromures, actions secondaires si l'on veut mais qui sont thérapeutiquement utilisables sont probablement sous la dépendance de la base combinée, elles varient en tous cas avec cette base.

Le *bromure de potassium* agit surtout comme un *déprimant du cœur :* il affaiblit les contractions cardiaques, ralentit le rythme du cœur, abaisse la pression artérielle. Parallèlement ou consécutivement il ralentit la respiration et la nutrition (diminution du taux de l'urée et du coefficient d'oxydation azotée), il diminue les oxydations.

Rabuteau qui a expérimenté chez les chiens, a constaté que l'injection intraveineuse d'une dose non mortelle de bromure de potassium ralentit le cœur; qu'une dose toxique (1 à 2 grammes) provoque la mort par arrêt du cœur, mais dit-il, « dans cette expérience le bromure de potassium agit comme sel de potassium et non comme bromure car le chlorure de potassium et le nitre agissent de même à hautes doses ».

Cette action secondaire déprimante du cœur est pratiquement utilisable : *le bromure de potassium est un excellent sédatif du cœur* qui trouvera son emploi dans les périodes hypersystoliques des diverses cardiopathies, dans tous les cas d'éréthisme cardio-vasculaire, dans les arythmies nerveuses, dans l'insomnie des cardiaques. Il peut dans ces cas contribuer à ralentir et régulariser le cœur, calmer la dyspnée, diminuer l'angoisse, procurer le repos. En revanche il sera contre-indiqué surtout à dose un peu forte dans les périodes avancées de l'asystolie.

Le *bromure de sodium* a sur le système nerveux les mêmes effets que le précédent, mais il *n'agit que peu ou pas sur la circulation*, il est de ce fait moins toxique. C'est ainsi que répétant l'expérience précitée, Rabuteau a pu injecter dans les veines d'un chien 5 grammes de bromure de sodium sans provoquer autre chose qu'un très léger ralentissement du cœur.

Il devra donc être préféré au précédent dans tous les cas où l'on doit ménager le système cardio-pulmonaire et où l'on peut appréhender des phénomènes toxiques (asthme, affections cardiaques à la période d'eusystolie ou d'hyposystolie, insuffisance de la dépuration urinaire).

Le *bromure d'ammonium* partage l'action dépressive neuromusculaire des bromures de potassium et de sodium et même pour Brown-Séquard son activité serait presque double de celle du bromure de potassium, mais il s'en différencie nettement quant à son action secondaire sur la circulation et la respiration. Il *agit comme un sel ammoniacal* stimulant diffusible, renforçant les systoles cardiaques, élevant la tension artérielle, rendant la circulation plus active et la respiration plus ample.

Il devrait donc logiquement être préféré dans les cas où tout en recherchant une sédation nerveuse, il y a lieu de craindre une rupture de l'équilibre cardiaque, c'est surtout le cas de la coqueluche et des toux dites réflexes. Il a d'ailleurs été jusqu'ici peu expérimenté hors de la coqueluche où il a donné d'excellents résultats.

Le *bromure de camphre* enfin outre l'action dépressive neuro-musculaire bromurée *diminue le nombre des battements du cœur, diminue le nombre des inspirations et abaisse la température d'une façon régulière.*

Chacune de ces actions a été employée en thérapeutique : Potain s'en est servi avec succès pour combattre les palpitations, les bouffées de chaleur (action sédative sur le cœur), pour calmer certaines dyspnées où l'élément nerveux jouait un rôle important (diminution du nombre des inspirations), pour calmer l'hyperthermie et l'agitation des typhiques (Warren). Ce dernier usage nous paraît peu recommandable.

### *Les bromures exercent une action irritante sur les muqueuses avec lesquelles ils entrent en contact.*

Mentionnons enfin l'*action irritante*, non utilisable, des bromures en solution concentrée sur les muqueuses avec lesquelles ils entrent en contact. A dose massive et concentrée les bromures provoquent de la cuisson et de la sécheresse de la bouche et de la gorge avec diminution de la sécrétion salivaire. Ils donnent à l'estomac une sensation de brûlure avec renvois et parfois vomissements et diarrhée.

On évitera ces désagréments en n'employant que des *bro-*

*mures purs*, vierges d'iodures, en solution suffisamment diluée ou même avec un véhicule eupeptique (sirop d'écorces d'oranges amères).

**Les bromures sont indiqués dans tous les cas où il y a lieu de modérer une excitabilité anormale du système nerveux.**

L'indication la plus formelle de l'emploi des bromures semble être *l'épilepsie.* L'accord des auteurs est à peu près unanime à ce sujet, s'ils se séparent quant au mode d'emploi. Le bromure de potassium guérit quelquefois, améliore le plus souvent, échoue rarement. Il est difficile d'affirmer son action curative absolue, l'action palliative se traduisant par la fréquence moins grande des accès, et leur moindre acuité n'est pas douteuse. Quel est le mécanisme précis de son action dans ces cas? C'est ce qu'il est difficile de dire, puisqu'à l'heure actuelle, la pathogénie exacte de l'épilepsie n'est pas absolument établie ou que du moins elle ne paraît pas unique. En tous cas l'accord est unanime sur ce point que dans l'épilepsie le bromure doit être longtemps continué, que la durée du traitement est subordonnée à l'intensité et la ténacité des accès, et que les interruptions en doivent être progressives, prudentes, surveillées.

Il est difficile d'énumérer tous les cas dans lesquels les bromures peuvent être indiqués, nous avons à l'occasion de chacun d'eux rappelé quelles pouvaient être leurs indications particulières. D'une façon générale *on les emploiera dans les cas où il y a lieu de modérer une excitabilité anormale du système nerveux*, d'exercer une action sédative neuro-musculaire, bulbo-médullaire ou encéphalique; à ce titre ils rendront souvent les plus grands services comme *hypnotique* et *sédatif mental.*

Il sont recommandables dans les cas d'*insomnies nerveuses* liées au surmenage, à l'idée fixe, à l'hyperidéation. Les *délires divers* alcooliques, pneumoniques, maniaques,saturnins, congestifs avec ou sans hallucinations, le somnambulisme, retirent souvent de son administration le plus grand bénéfice. Ils constituent souvent contre la *migraine* une médication héroïque.

La plupart des *affections spasmodiques* sous la dépendance d'une exagération de l'excitabilité réflexe neuro-musculaire en indiquent formellement l'emploi : tic douloureux de la face, convulsions, éclampsie, intoxication par la strychnine, coqueluche, asthme, vomissements incoercibles, tétanos, laryngite striduleuse, spermatorrhée avec éréthisme génital, érections post-blennorrhagiques, incontinence d'urine par hyperesthésie vésicale, vaginisme, œsophagisme, palpitations, cardiopathies nerveuses, etc.

Dans l'*hystérie et la chorée* leur action est inconstante.

Rappelons enfin qu'on pourrait les employer en laryngologie pour calmer les réflexes pharyngo-laryngés et faciliter l'examen, ou après l'opération du phimosis pour éviter les érections si pénibles.

## COMMENT IL FAUT PRESCRIRE LES BROMURES

Le bromure de potassium se présente sous l'aspect de petits cristaux prismatiques rectangulaires et cubiques très transparents, d'une saveur franchement salée, solubles dans 2 parties d'eau, dans 200 d'alcool, insolubles dans l'éther et le chloroforme. En sorte que dans une potion on ne l'associera ni à l'alcool, ni à l'éther, ni au chloroforme qui le précipiteraient, au surplus ces diverses associations sont bien rarement indiquées, et tout hypothétiques. La solubilité des autres bromures se rapproche beaucoup de celle du bromure de potassium, sauf cependant le bromure de sodium, soluble dans 5 parties d'alcool.

Comme les solutions d'iodure, les solutions de bromure *pratiquement* pur ne doivent pas se colorer en présence de l'acide acétique. On dépistera l'iodure qui pourait les adultérer en recherchant la réaction caractéristique des iodures (coloration en bleu d'un mélange à parties égales de la solution suspecte et d'empois d'amidon par l'addition de quelques gouttes d'eau de chlore ou d'acide nitrique fumant). Comme pour l'iodure il est important d'obtenir des bromures pratiquement purs, car il semble bien que les accidents cutanés bromiques soient en grande partie provoqués par les impuretés des bromures.

On pourra *rechercher le bromure dans les liquides organiques, dans l'urine en particulier*, en ajoutant quelques gouttes d'eau de chlore qui mettant le bromure en liberté ($KBr + Cl = KCl + Br$), colorera le liquide en jaune rouge; pour rendre la réaction plus évidente, on pourra agiter le liquide ainsi traité avec un peu d'éther ou de chloroforme qui dissoudra le brome mis en liberté et viendra fournir à la surface de l'urine (éther) ou au fond (chloroforme) une couche jaune brun rouge, caractéristique.

Ceci permettra d'étudier l'*élimination des bromures*. On constatera ainsi que cette élimination commence quelques minutes après l'absorption du médicament, que la plus grande partie du bromure est éliminée en vingt-quatre et trente-six heures, mais que l'élimination se prolonge pendant plusieurs semaines, un mois, et qu'elle se fait par l'urine, la salive, les larmes, la sueur, le mucus, le lait. *Tout retard dans le début de l'élimination bromurée doit rendre très circonspect dans l'administration des bromures.*

### *L'action du bromure est en raison inverse de la richesse en chlorure du régime alimentaire suivi.*

A ce point de vue le régime suivi a une grande influence sur l'élimination. L'addition de sel aux doses où nous le prenons d'ordinaire (15 à 25 grammes) chasse de l'organisme une quantité considérable de bromure, et c'est là sans doute la raison pour laquelle on est obligé dans les conditions d'alimentation habituelle de donner des doses, parfois énormes, de bromures; dans ces cas la plus grande partie du bromure, éliminée presque d'emblée, traversant l'organisme sans y exercer d'action appréciable est en fait inutilisée; au contraire un régime hypochloruré, régime lacté par exemple, amène une élimination moindre et par conséquent une certaine rétention du bromure, en sorte que des doses moyennes se montrent efficaces là où des doses énormes avaient échoué.

Une autre conclusion pratique sera la suivante : dans les cas de bromisme accentué, le meilleur moyen d'éliminer le bromure le plus rapidement possible sera d'ajouter au régime lacté, après cessation du bromure, 5 grammes de sel par litre de lait.

De cette action de l'hypochloruration sur l'efficacité des bromures, nous pouvons, dans une certaine mesure, conclure comme nous le disions précédemment à une substitution du brome au chlore dans l'organisme.

### *Administration systématique des bromures dans l'épilepsie.*

M. Gilles de la Tourette a précisé *le mode d'administration des bromures dans l'épilepsie.*

Il propose la formule :

| | |
|---|---|
| Bromure de potassium . . . . . . . . | 40 grammes |
| Bromure de sodium . . . . . . . . | āā 12 » |
| » d'ammonium . . . . . . . . | āā 12 » |
| Benzoate de soude. . . . . . . . . | āā 12 » |
| Eau bouillie. . . . . . . . . . . . . | qs p. 1 litre |

Le benzoate de soude y est associé comme antiseptique dans le but de prévenir les éruptions bromiques; une cuiller à soupe, soit 15 centimètres cubes, contient un gramme de bromures associés.

Le *moment d'administration* variera suivant que les accès

surviennent au hasard ou qu'on contraire ils se produisent à heure à peu près fixe. Dans le premier cas la dose quotidienne sera donnée en deux fois ou même en trois fois si la dose est élevée, dans un demi-verre d'eau sucrée, de tilleul ou de lait (un épileptique doit d'ailleurs prendre par jour un litre à un litre et demi de lait), la première fois au moment du petit déjeuner, la deuxième fois après le dîner ou de préférence au moment du coucher, la troisième fois (s'il y a lieu) à la fin du repas de midi. Dans le deuxième cas (accès revenant à heure fixe) on donnera les deux tiers de la dose dans les deux heures environ qui précèdent l'apparition de l'accès.

La *dose journalière* doit être suffisante pour combattre les accès sans produire de complications, elle sera de 4 à 12 grammes suivant les individus. On aura chance de l'atteindre sans la dépasser en procédant de la manière suivante : augmenter les doses progressivement de 1 gramme par semaine 1, 2, 3, 4, 5, puis diminuer 5, 4, 3. Si la dose s'est montrée insuffisante recommencer une série 4, 5, 6, 5, 4; si la dose est encore insuffisante, nouvelle série 5, 6, 7, 6, 5, et ainsi de suite.

On reconnaîtra que la dose prescrite a été suffisante à ce que le malade éprouve une sensation de lourdeur, de fatigue, d'inaptitude physique et intellectuelle légère, de tendance au sommeil. Le *signe de la pupille* permettra d'ailleurs de suivre les phénomènes d'imprégnation tout en évitant les accidents d'intoxication : dès qu'on commence à administrer le bromure, la pupille marque une tendance à la dilatation, mais réagit cependant normalement à la lumière et à l'accommodation ; si on élève la dose, la mydriase s'accentue, la pupille, quoique réagissant encore à la lumière et à l'accommodation, devient paresseuse, moins sensible ; à ce moment *la période d'imprégnation est atteinte*, la dose de bromure qui la produit ne doit pas être dépassée, si elle l'est, la mydriase atteint le maximum, les pupilles deviennent insensibles à la lumière et à la distance, on est dans la *période d'intoxication bromique*, qu'il aurait fallu éviter, intoxication qui s'accompagne d'ordinaire d'embarras gastro-intestinal prononcé, d'éruptions cutanées surtout acnéiformes et de dépression physique et même mentale profonde.

Pour ce même auteur la dose suffisante doit être continuée au moins un an après la dernière manifestation épileptique et c'est seulement à ce moment qu'on pourrait commencer à la diminuer, en procédant par séries décroissantes de trois semaines, comme on a fait pour les séries croissantes ; en sorte que dans son ensemble le traitement comporterait une période d'augmentation progressive, une période d'état pendant laquelle on se maintiendrait à la dose suffisante et qui s'étendrait un an après le dernier accès, une période de diminution progressive.

### *Administration dans les affections non épileptiques.*

Dans les autres affections qui relèvent de la médication bromurée, l'administration des bromures ne se prête pas à une telle systématisation, elle est surtout symptomatique, la dose et la durée sont subordonnées à la tolérance individuelle, à l'intensité des symptômes et à leur durée.

La *dose quotidienne* pourra, suivant les cas, aller de 1 à 10 grammes avec une dose moyenne de 2 à 4 grammes dans les cas non épileptiques. *Les enfants* supportent admirablement les bromures qu'on leur prescrira aux doses suivantes comme sédatif, antispasmodique : cinq centigrammes par mois d'âge jusqu'à un an; 0,40 centigrammes par année d'âge jusqu'à dix ans; au-dessus de dix ans on pourra adopter les doses qui conviennent à l'adulte.

### *La solution et le sirop sont les formes pharmaceutiques de choix.*

Les deux formes pharmaceutiques de choix sont la solution et le sirop. L'administration en cachets nous paraît peu recommandable à cause de l'instabilité du sel pur, qui s'altère à l'air avec une grande facilité, à cause aussi de l'irritation que provoque le contact du sel avec la muqueuse stomacale.

On emploiera une *solution titrée* à 1 gramme de sel par cuiller à soupe., soit 20 grammes pour 300 grammes d'eau. On a une grande tendance à remplacer le bromure de potassium par un mélange en proportions variables des bromures précédemment énumérés et la raison en est claire. Nous avons rappelé plus haut la formule très rationnelle de Gilles de la Tourette.

Pour les *préparations sirupeuses* on pourra adopter la formule du codex, titrant 1 gramme de bromure par cuiller à soupe :

| | |
|---|---|
| Bromure de potassium. . . . . . . . | 50 grammes |
| Eau distillée . . . . . . . . . . . . | 50 » |
| Sirop d'écorces d'oranges amères. . . | 900 » |

Le sirop d'écorces d'oranges amères paraît être le véhicule de choix en ce qu'il masque admirablement le goût salé du bromure et en ce que son action tonique antigastralgique combat avec succès l'action dépressive du bromure sur le système nerveux et son action irritante sur l'estomac.

Toutefois chez les enfants le sirop de fleurs d'oranger est généralement préféré. On pourra formuler :

| | |
|---|---|
| Bromure de potassium. . . . . . . .<br>Bromure de sodium . . . . . . . . . | ãã 1 gramme |
| Eau distillée. . . . . . . . . . . . .<br>Sirop de fleurs d'oranges. . . . . . . | ãã 50 » |

Chaque cuiller à café, renferme cinq centigrammes de chacun des bromures, soit dix centigrammes de bromures associés.

## ASSOCIATIONS BROMURÉES

***Certaines associations bromurées ont pour but d'éviter les accidents bromiques.***

A ce point de vue l'*antisepsie intestinale* a été préconisée et M. Ferré a proposé l'emploi du *naphtol et du benzonaphtol*, pendant la période d'administration des bromures; dans le même but on a proposé (Ferré, Gilles de la Tourette) la *benzoate de soude* :

| | | |
|---|---|---|
| Bromure de potassium . . . . . . . . . | | 40 grammes |
| Bromure de sodium . . . . . . . . . | âà | 12 » |
| Bromure d'ammonium . . . . . . . . | | |
| Benzoate de soude. . . . . . . . . . . | | 12 » |
| Eau distillée. . . . . . . . . . . . . . | | qs p. 1000 gr |

Un gramme de polybromure par cuillèr à soupe.

Ces associations diminuent peut-être la fréquence des accidents cutanés, de l'acné bromique en particulier, elles ne les suppriment pas, et il sera bon dans un but prophyláctique de donner 2 bains savonneux par semaine aux malades soumis à une médication bromurée intensive, et de veiller à la pureté des bromures administrés.

En tous cas ces associations, sans doute utiles, sont sans action sur les accidents généraux du bromisme qu'on évitera plus sûrement en tâtant avec soin la susceptibilité du malade, en le surveillant attentivement et en n'arrivant que progressivement à la dose suffisante qu'on ne dépassera sous aucun prétexte.

***Dans l'épilepsie, Flechsig préconise une cure bromuro-opiacée alternante.***

Signalons en passant le *traitement de l'épilepsie* par la méthode de Flechsig, il est basé sur des principes absolument différents de la méthode bromurée pure exposée précédemment et qui est la plus généralement suivie en France. La méthode de Flechsig comprend deux parties : une cure opiacée, une cure bromurée; elle est basée en somme sur une cure *bromuro-opiacée alternante*. L'opium employé est l'opium brut ; on commence par une dose quotidienne de 1 à 2 centigrammes qu'on porte progressivement et sous une surveillance étroite à 1 gramme; pendant ce temps, des lavements quotidiens, une alimentation légère et facile, le repos à la chambre contribuent à diminuer et à évacuer les résidus alimentaires toxiques; le cœur, le rein sont observés avec soin et à la moindre alerte l'opium est diminué, suspendu ou supprimé. Quand on a atteint la dose maximum, l'opium est continué pendant quelques jours à la forte dose de 1 gramme, puis *brusquement* (et Flechsig insiste sur cette cessation brusque, point essentiel pour lui de la méthode) du jour au lendemain l'opium est supprimé et remplacé par le bromure de potassium à la dose de 5 à 8 grammes, continuée pendant deux mois environ.

Pour Flechsig, la cure opiacée serait simplement préparatoire et aurait pour but de rendre plus complète et plus efficace la cure bromurée.

Cette méthode préconisée en Allemagne aurait donné de bons résultats à Bicêtre à M. Seglas.

### Association bromuro-arsenicale de Grasset.

M. Grasset réalise dans cette maladie deux intéressantes associations. Dans la *névrose comitiale*, il prescrit une association bromuro-arsénicale :

| | |
|---|---|
| Arséniate de soude . . . . . . . . . . | quinze centigrammes |
| Brômure de potassium. . . . . . . . | 100 grammes |
| Eau distillée . . . . . . . . . . . . . | qs p. 1 litre |

Il fait prendre cette solution à doses oscillantes de deux à cinq cuillères à soupe par jour et de cinq à deux, en augmentant ou en diminuant de une cuillère à soupe tous les cinq jours.

Dans l'*épilepsie jacksonnienne* il modifie la formule précédente par addition d'iodure de potassium, soit :

| | |
|---|---|
| Arséniate de soude. . . . . . . . . . . | quinze centigrammes |
| Iodure de potassium. . . . . . . . . . | 30 grammes |
| Bromure de potassium. . . . . . . . . | 100 » |
| Eau distillée . . . . . . . . . . . . . | qs p. 1 litre |

qu'il emploie comme la précédente, s'en tenant toutefois habituellement à quatre cuillères à soupe comme dose maximum quotidienne.

Mentionnons ici que pour prévenir les accidents d'intoxication ioduro-bromurée, il fait prendre en même temps que la solution bromurée une quantité égale du sirop suivant :

| | |
|---|---|
| Borate de soude. . . . . . . . . . . | 10 grammes |
| Glycérine. . . . . . . . . . . . . . | qs p. solution |
| Sirop d'écorces d'oranges amères . . . | 300 centimètres cubes |

### *Association iodo-bromuro-chlorurée.*

Dans un tout autre ordre de faits on a préconisé (Potain et Grasset entre autres) l'*association iodo-bromuro-chlorurée*, en particulier dans la *tuberculose chronique torpide, sans fièvre et sans hémoptysie, avec antécédents lymphatiques et adénopathies multiples et dans les adénopathies trachéo-bronchiques.*

On peut formuler avec ces auteurs :

| | |
|---|---|
| Iodure de sodium. . . . . . . . . . . | 10 grammes |
| Bromure de sodium . . . . . . . . . . | 20 » |
| Chlorure de sodium . . . . . . . . . | 40 » |
| Eau distillée . . . . . . . . . . . . | 300 » |

une cuillerée à soupe contient (iodure, 0 gr. 50, bromure, 1 gramme, chlorure, 2 grammes); on en prescrit une cuillère à soupe dans une tasse de lait le matin et le soir à quatre heures. Nous trouvons la dose d'iodure trop forte et la réduisons dans notre pratique à 5 et même quelquefois 4 grammes. Cette association donne souvent des résultats remarquables. Les sels de sodium doivent être préférés aux sels de potassium en ce qu'ils n'ont sur le cœur aucune action déprimante. L'*iodure* est un merveilleux expectorant très favorable à l'expulsion des détritus pulmonaires, c'est un remarquable antiscrofuleux, mais il est formellement contre-indiqué en cas de tuberculose active, de tendance congestive, de fièvre, d'hémoptysies. Le *bromure* exerce sur l'éréthisme nerveux si fréquent chez les tuberculeux une action sédative des plus heureuses. Le *chlorure* enfin est d'autant plus utile que la déperdition des chlorures chez les tuberculeux est considérable tant dans les urines que dans les crachats; enfin il excite l'appétit et exerce une appréciable action tonique générale.

### *Associations bromurées diverses.*

Ces quelques exemples de préparations magistrales font pressentir l'extrême variété des associations pharmaceutiques bromurées.

Le *Bromidia*, préparation bromurée, hypnotique, sédative, calmante, spécialisée par les Américains renferme par cuillère à café :

| | |
|---|---|
| Extrait de jusquiame. . . . . . . . | ãã un centigramme. |
| Extrait de chanvre indien. . . . . . | |
| Hydrate de chloral. . . . . . . . . | ãã un gramme |
| Bromure de potassium . . . . . . . | |

C'est certainement un des meilleurs sédatifs hypnotiques que nous connaissions. Il est particulièrement recommandable dans le délire alcoolique. On pourra en faire une préparation magistrale en choisissant comme véhicule soit la julep simple, soit le sirop d'écorces d'oranges amères.

| | |
|---|---|
| Extrait de jusquiame. . . . . . . . <br> Extrait de chanvre indien. . . . . . . | ââ dix centigrammes |
| Hydrate de chloral. . . . . . . . . . <br> Bromure de potassium. . . . . . . | ââ 10 grammes |
| Sirop d'écorces d'oranges amères. . <br> Julep simple . . . . . . . . . . . . | ââ qs p. 200 cent. cubes |

Cette préparation est moins concentrée que le bromidia; une cuillère à soupe de cette préparation équivaut à une cuillère à café de bromidia.

Le goût en est peu agréable, aussi pourra-t-on faire sucer quelques pastilles de menthe après l'absorption. On pourrait aussi pour éviter l'action irritante sur l'estomac, la donner dans du lait ou de la tisane.

Citons pour finir la formule suivante recommandée par M. A Robin dans le traitement de l'*accès de migraine*.

| | |
|---|---|
| Antipyrine . . . . . . . . . . . . . <br> Bromure de potassium. . . . . . . | ââ 0 gr. 50 |
| Chlorhydrate de cocaïne . . . . . . . | 0 gr. 01 |
| Caféine. . . . . . . . . . . . . . . . | 0 gr. 02 |
| Poudre de paullinia sorbilis . . . . . | 0 gr. 30 |

Mêler, pour un cachet à prendre dès les premières manifestations de l'accès migranien.

# DIGITALE

## QUAND ET POURQUOI IL FAUT ADMINISTRER LA DIGITALE

***La digitale est un médicament toni-cardiaque vaso-constricteur, diurétique.***

L'action physiologique de la digitale peut être ainsi schématisée : la digitale est un médicament *toni-cardiaque*, *vaso-constricteur*, *diurétique*. Elle exerce son action sur tout le système circulatoire, myocarde et vaisseaux, et sur l'appareil d'innervation cardiaque. Suivant les cas et suivant les doses, elle exerce sur toute la circulation une action régulatrice, calmante, tonique, stimulante ; elle peut être l'opium, le quinquina, l'alcool du cœur.

Son *action cardio-vasculaire* est, nous venons de le dire, complexe.

Elle exerce une action directe sur le myocarde. Ceci est mis facilement en évidence par l'expérience suivante : la pointe du cœur est séparée du reste de l'organe, et en particulier de l'appareil d'innervation cardiaque (nerfs et ganglions), et imprégnée de sang digitaliné ; elle se met en systole. Donc *la digitale est un excitant direct de la fibre cardiaque.*

Elle exerce sur les vaisseaux une action directe que l'on met en évidence de la manière suivante : il est facile de constater, avec le sphygmo-métrographe par exemple, l'élévation de la tension artérielle après l'administration de la digitale. Si on détruit préalablement les nerfs vaso-moteurs chez l'animal soumis à l'expérience, l'administration de la digitale est sans action sur la tension artérielle, quoique la systole cardiaque soit notablement renforcée. On en peut conclure que *la digitale exerce une action vaso-constrictive, et élève, de ce fait, la tension artérielle.*

Elle agit enfin sur le système d'innervation cardiaque. L'administration de la digitale ralentit de façon manifeste les battements cardiaques ; mais si, chez l'animal en observation, on supprime, au préalable, les rapports du pneumogastrique et du cœur, soit par section, soit par administration de doses élevées de chloral (qui supprime physiologiquement le pneumogastrique), la digitale ne ralentit plus les battements cardiaques. *La digitale est donc un excitant du nerf pneumogastrique modérateur cardiaque.* D'autre part, l'expérimentation enseigne qu'elle excite aussi le grand sympathique et augmente, de ce fait, l'énergie systolique.

L'*action globale* résultant de ces actions expérimentalement dissociées se manifeste par un allongement de la période diastolique et un ralentissement du rythme cardiaque (résultat de l'excitation pneumogastrique), d'où réplétion plus complète des cavités du cœur ; par un renforcement de la contraction cardiaque (résultat de l'action directe sur le myocarde et le grand sympathique). Les deux actions précédentes déterminent une accélération de la circulation périphérique ; jointes à la vaso-constriction artérielle, elles déterminent la *régularisation de toute la circulation.*

L'*action sur le pouls* est quelque peu paradoxale. En règle, le pouls est généralement ralenti et renforcé, mais il est surtout mobile et instable. A dose thérapeutique, la digitale ralentit et renforce le cœur ; mais en ce qui concerne le pouls, les causes d'erreur et de perturbation sont nombreuses ; nous signalerons les deux plus fréquentes. Dans les cas de rythme couplé ou bigéminé, la digitale renforçant les systoles peut rendre perceptibles des systoles imperceptibles avant son administration, d'où accélération apparente du pouls, mais ralentissement réel. « Dans les pyrexies et les affections aiguës du cœur, l'irritabilité augmentée des organes de la circulation annule les effets de l'action sédative du médicament » (Gendrin). Elle provoque quelquefois une irrégularité rythmée du pouls, en vertu de laquelle deux pulsations rapides sont séparées des deux suivantes par une pose assez longue : c'est le *pouls bigéminé de la digitale*, qu'il faut bien connaître et qu'il faut bien surveiller, car il est l'indice de l'intolérance commençante, comme nous le verrons plus loin.

L'*action diurétique* de la digitale est, après l'action éméto-cathartique, celle qui fut le plus anciennement connue. Dès le XVIIIe siècle, Withering traitait avec succès les hydropiques par la digitale et signalait l'augmentation considérable du taux des urines au cours de la médication.

L'action diurétique est discutable chez l'homme sain ; elle est évidente et puissante chez les cardiaques, surtout chez les hydropiques et les œdémateux.

L'absence de phénomènes diurétiques chez l'homme sain permet de supposer que *la diurèse digitalique est indépendante de toute action directe sur l'épithelium rénal.*

Les rapports de la diurèse et de l'élévation de la tension artérielle ne sont pas encore rigoureusement établis. Lauder Brunton, arrivait aux conclusions suivantes (XIIIe Congrès international de médecine) : « *La diurèse produite par la digitale dépend principalement de l'augmentation de la pression sanguine.* Lorsque la pression sanguine est déjà très élevée il ne faut pas attendre de la digitale une action diurétique prononcée. Si, au contraire, la pression sangine est abaissée, à raison, soit de la constitution naturelle, soit de la maladie, la digitale exerce une action diurétique. »

Il est probable, en définitive, que *la digitale est un diurétique indirect*, que son action régulatrice de la circulation générale fait rentrer dans la circulation, pour les éliminer par les urines, les liquides épanchés hors des vaisseaux (hydropisies, œdèmes).

La *diurèse digitalique* est relativement tardive ; elle commence en moyenne vingt-quatre à trente-six heures après l'administration de la digitale ; elle se prolonge d'ordinaire pendant plusieurs jours, trois à sept : *elle est donc tardive, moyenne, prolongée.*

### *Intoxication digitalique.*

Les actions précédemment étudiées sont provoquées par des doses thérapeutiques de la digitale (1 milligramme de digitaline cristallisée, 0 gr, 50 à 1 gramme de poudre de feuilles) et administrées conformément aux règles classiques, ni trop souvent, ni trop longtemps.

Des doses plus élevées, ou trop prolongées ou trop fréquemment répétées, donnent lieu à des *phénomènes toxiques d'intolérance* que le praticien doit bien connaître et qu'il évitera par une administration éclairée du médicament. Ces phénomènes sont de deux ordres. Les uns semblent surtout la traduction clinique de la *paralysie des nerfs pneumogastriques modérateurs et de l'excitation prédominante du sympathique et des vaso-constricteurs :* pâleur du visage, hypothermie, tendance au refroidissement des extrémités (vaso-constriction), tachycardie, arythmie, bigémination du pouls (*asystolie digitalique* par vago-parésie) ; il peut s'y joindre du vertige, de la céphalée, de la mydriase, des bourdonnements d'oreille, des hallucinations, du délire. Si l'effet toxique se prolonge, le cœur s'arrête en systole. Dans sa communication sur « le délire et le coma digitaliques » publiée en 1874, Duroziez rapporte 20 cas d'accidents parfois mortels provoqués par l'administration inconsidérée de la digitale.

Le premier signe qui doit faire suspendre l'emploi du médicament est l'irrégularité du rythme du pouls. Les autres, souvent les premiers en date, sont dus aux *propriétés émétho-cathartiques* du médicament ; ce sont des *phénomènes gastro-intestinaux* : saveur amère désagréable, sécheresse de la gorge, vomissements, coliques, diarrhée, provoqués vraisemblablement par l'action directe de la digitale sur les muqueuses.

## *La digitale est le quasi-spécifique de l'asystolie.*

De tout ce qui précède, il résulte que l'*emploi de la digitale* sera justifié dans tous les cas où il y a fléchissement du myocarde, abaissement de la tension artérielle, tendance à la stase ; qu'en un mot la *digitale est le quasi-spécifique de l'hyposystolie ou de l'asystolie*. C'est là l'indication fondamentale. Quelle que soit l'affection cardiaque, quel que soit le siège de la lésion valvulaire, quand l'affection n'est plus compensée, quand l'équilibre circulatoire est rompu, la digitale est le médicament de choix.

Elle sera donc indiquée dans *toutes les maladies du cœur ou des vaisseaux à la période d'hyposystolie ou d'asystolie*. Mais de ce que nous savons de l'évolution normale des affections cardiaques et cardio-artérielles, nous pouvons prévoir que l'indication sera beaucoup plus fréquente dans les lésions mitrales que dans les lésions aortiques.

Elle sera surtout indiquée dans l'*insuffisance mitrale* arrivée à la troisième période ou période hyposystolique, caractérisée par l'insuffisance du pouls et des pulsations cardiaques, l'œdème malléolaire, la rareté des urines, la constance de la dyspnée. Elle aura, dans ce cas, la plus grande valeur, tant pronostique que thérapeutique, car elle renseigne exactement sur le degré de dégénérescence de la fibre cardiaque : quand le cœur réagit à la digitale, tout est à espérer ; quand la digitale, bien administrée, est sans action, tout est à craindre.

Dans le *rétrécissement mitral*, elle est très longtemps

contre-indiquée ; la physiologie pathologique de cette affection explique nettement la raison de cette relative contre-indication.

Dans les *cardiopathies artérielles et l'artério-sclérose*, la digitale est presque toujours contre-indiquée du fait de l'hypertension artérielle quasi-constante et de l'apparition tardive des phénomènes hyposystoliques. Son administration intempestive risquerait d'aggraver la lésion, de stimuler ou de provoquer l'angine de poitrine, d'amener la rupture d'un anévrisme aortique. Cependant la plupart des auteurs sont d'accord sur ce point que la contre-indication n'est pas absolue (hors peut-être le cas d'anévrisme). Quand le myocarde a fléchi, que le cœur devient faible et irrégulier, que l'œdème prétibial apparaît, que l'excrétion urinaire diminue, que l'on constate l'existence d'un bruit de galop, qu'il y a congestion œdémateuse pulmonaire, l'aortique ou l'angineux est devenu un cardiaque, la digitale est indiquée.

Tout ce que nous avons dit précédemment peut en somme se résumer en cette proposition : la digitale est l'excitant thérapeutique de la fibre cardiaque, c'est *le médicament quasi-spécifique de la myocardite*. Elle est indiquée dans tous les cas de myocardite primitive ou secondaire où la fibre cardiaque défaillante devient insuffisante et, faisant connaître le degré d'excitabilité du myocarde, elle permet d'apprécier sa dégénérescence et partant de préciser le pronostic. Il faudra pourtant en éviter l'emploi dans les myocardites avec dissociation segmentaire, telle la myocardite typhique ; nous y reviendrons dans un instant.

Dans les *péricardites*, la digitale n'est indiquée qu'autant que le myocarde sous-jacent est atteint.

### *Emploi de la digitale dans diverses affections.*

Après les affections cardiaques, ce sont les *affections pulmonaires* qui fournissent les indications les plus fréquentes.

Ce sont, en particulier, tous les cas où il y a tendance à la stase veineuse, à la congestion des bases, indice que le cœur droit est fatigué et insuffisant, incapable de suffire à une circulation pulmonaire obstruée ; c'est surtout dans *l'emphysème avec bronchite chronique* et dans *les congestions primitives ou secondaires* qu'on aura à l'administrer.

La *pneumonie* mérite une mention spéciale. La digitale a de tout temps occupé une grande place dans le traitement de la pneumonie. Bon nombre d'auteurs même ont cru reconnaître à ce médicament une action quasi-spécifique, antitoxique, et l'ont employé de façon systématique ; cette opinion a encore aujourd'hui d'ardents et brillants défenseurs (Hirtz, Petrescu, Landouzy, etc.). Le plus grand nombre des cliniciens admet plutôt qu'il est fréquemment opportun de l'employer dans cette maladie, surtout chez le vieillard, en se réglant sur l'état de la circulation et en se basant sur les règles énoncées à l'occasion des maladies de l'appareil circulatoire, en se rappelant bien que « dans la pneumonie la maladie est au poumon, mais le danger est au cœur ». Il est rationnel de l'administrer de façon à peu près constante du quatrième au septième jour pour soutenir et tonifier le cœur pendant la période de défervescence, qui est quelquefois celle de la défaillance cardiaque.

*Dans les affections rénales*, elle est surtout indiquée dans la période terminale du mal de Bright, quand le cœur a faibli, qu'il y a stase, congestions viscérales, hydropisies ; elle est d'autant plus indiquée que, comme nous l'avons vu, son action diurétique est indirecte, qu'elle est sans action sur l'épithélium rénal. L'albuminurie n'en contre-indique donc nullement l'emploi.

La digitale sera indiquée dans tous les cas où on devra stimuler la circulation, tonifier le cœur, faciliter l'élimination des poisons de l'organisme ; c'est-à-dire qu'on pourra être amené à l'administrer *dans la pleurésie*, *le rhumatisme*, *les fièvres éruptives*, *la tuberculose*, *la grippe*, etc.

Certains auteurs ont même vu dans la digitale la médication élective de la *grippe* (Gingeot) ; elle aurait dans cette maladie comme dans la pneumonie une action non seulement curative mais pronostique ; elle serait la véritable pierre de touche de ces deux affections ; son action antithermique et améliorante s'observerait exclusivement dans ces infections ; elle serait nulle dans les autres infections aiguës, la dothiénentérie et la tuberculose aiguë en particulier. Nous ne pouvons nous prononcer sur la valeur de ces affirmations.

Enfin, comme vaso-constricteur hémostatique, la digitale pourra trouver son emploi dans certaines *hémorragies* (hémoptysies, ménorragies).

Dans tous ces cas, on se guidera pour l'administration sur les règles qu'on peut résumer comme suit : 1° Ne donner de digitale « ni trop, ni trop peu, ni trop souvent, ni trop longtemps » ; 2° Cesser toute autre médication pendant son administration ; 3° Tenir le malade au lit ; 4° Avant l'administration chercher à diminuer le trop-plein vasculaire et les résistances périphériques par les moyens appropriés (purgatifs, saignées, ponctions, mouchetures, etc.).

### *La digitale est contre-indiquée dans les affections cardiaques bien compensées et dans la fièvre typhoïde.*

Les notions précédemment rappelées relatives à l'action physiologique de la digitale nous ont fait prévoir les cas dans lesquels son *administration serait dangereuse*. Nous ne mentionnerons que les plus importants.

Ce sont avant tout les *affections cardiaques bien compensées*, à la période d'équilibre circulatoire, pendant laquelle le cœur suffisant à sa tâche ne pourrait qu'être fatigué par l'action de la digitale. Nous avons indiqué précédemment dans quelles conditions l'emploi de la digitale pouvait être légitime dans les *cardiopathies artérielles*, mais quels étaient les dangers d'une administration intempestive. Elle est de même contre-indiquée quand il y a *lenteur du pouls* ou que l'on se trouve en présence de *troubles fonctionnels cardiaques d'origine gastro-intestinale;* elle est contre-indiquée surtout quand on constate l'existence du *rythme couplé du cœur*, c'est-à-dire la constatation d'une irrégularité rythmique des battements cardiaques et du pouls, deux systoles se succédant à intervalles rapides et étant séparées du couple suivant par une pause plus ou moins longue ; cette pause diastolique si dangereuse pour le myocarde ne pourrait qu'être augmentée par la digitale.

Il est enfin une infection, *la fièvre typhoïde*, dans laquelle la digitale ne doit être prescrite qu'avec les plus grands ménagements, le mieux même étant de s'en abstenir. A cette contre-indication on peut reconnaître des raisons diverses : la myocardite typhique est caractérisée par la dissociation segmentaire des fibres myocardites que la digitale ne pourrait qu'augmenter ; l'action de la digitale sur la contractilité des fibres lisses et en particulier des fibres intestinales ne peut que favoriser les perforations ; enfin, pour certains auteurs (Ferrand, Huchard), la digitale et la toxine typhique agiraient de façon identique sur le pneumo-gastrique.

## COMMENT ON DOIT PRESCRIRE LA DIGITALE

### *Histoire de la digitale.*

La digitale fut introduite dans la pharmacopée au XVIIIe siècle en Angleterre, et dès 1775 Withering avait signalé son action sur le pouls et la diurèse. On employait alors exclusivement la poudre de feuilles en pilules ou en infusion. Graduellement on introduisit dans la pratique les diverses teintures (alcoolique et éthérée), les sirops, les vins composés, encore en usage aujourd'hui.

Un grand progrès est réalisé par Homolle en 1845, quand, s'inspirant des découvertes de Pelletier et Caventou relatives aux alcaloïdes du quinquina, il isole une substance qu'il estime être « le principe actif de la digitale et dont l'action est égale et en tout comparable à celle de la plante » : c'est la digitaline d'Homolle dont le procédé sert encore aujourd'hui à la préparation de la *digitaline amorphe chloroformique du Codex.*

On put croire un instant que le dernier progrès était accompli, au point de vue pharmacologique, quand Nativelle eut isolé, partant de la digitale, un produit cristallisé, parfaitement défini, d'action comparable à la digitaline d'Homolle, mais bien plus énergique, digitaline cristallisée : c'est la *digitaline cristallisée chloroformique du Codex.*

Cependant, la question n'était pas encore résolue et s'est même compliquée depuis les travaux de Schmiedeberg et ses études sur la *digitoxine* qu'il affirma être le principe actif de la digitale.

Nous ne pouvons ici entrer dans le détail des discussions relatives aux rapports de la digitaline cristallisée et des digitoxines allemandes; nous n'en voulons retenir que les constatations suivantes susceptibles d'applications pratiques :

1° La digitaline cristallisée chloroformique n'est pas le seul principe actif de la digitale. On en retire encore, entre autres produits secondaires, les deux suivants déjà isolés par Nativelle : la digitaléine amorphe soluble dans l'eau, la digitine cristallisée soluble dans l'alcool bouillant; on y trouve encore de la digitoxine et des sels de potassium et de calcium dont l'action cardio-vasculaire est bien connue.

2° Il est probable que l'action de la digitale est due surtout à la digitaline, à la digitaléine et à la digitoxine, l'action de ces trois principes étant analogue et ne différant que par l'intensité. Cette opinion a été soutenue au XIII<sup>e</sup> congrès international de médecine par Lauder-Branton.

3° La digitaline cristallisée, parfaitement définie, a une action physiologique toujours identique à elle-même; il n'en a pas été de même des diverses digitoxines livrées jusqu'ici au commerce. Il paraît donc légitime, d'employer la digitaline cristallisée de préférence à la digitoxine.

*Les feuilles de digitale.*

La digitale (*Digitalis purpurea*) est une plante herbacée bisannuelle de la famille des scrofularinées qui doit son nom à la forme en doigt de gant de sa fleur (Fingerhut des Allemands). Elle croît surtout dans les terrains secs, incultes, siliceux.

Les feuilles seules sont employées en pharmacie. Leur richesse en substance active est des plus variables et les facteurs de variabilité sont multiples (terrain, humidité, température, exposition solaire, etc.); souvent même on recueillera dans le même champ, en des points espacés seulement de quelques centaines de mètres, des feuilles de richesse absolument différente en principe actif. C'est là un fait capital dans l'histoire pharmacologique de la digitale. C'est à lui sans doute qu'il faut demander l'explication des différences énormes que l'on trouve dans les diverses posologies européennes, la dose de 12 à 15 grammes de feuilles en macération ou en infusion étant usuelle en Ecosse et en Roumanie, alors qu'à Londres elle s'abaisse à 3 ou 4 grammes et qu'en France la dose de 1 gramme est rarement dépassée, d'où la difficulté d'établir une posologie offrant même une apparence de rigueur : c'est la cause de bien des insuccès thérapeutiques et de bien des accidents toxiques; c'est la notion qui devra nous guider dans le choix d'une préparation pharmaceutique.

En tous cas, on ne devra cueillir que les feuilles de deuxième année, récoltées au moment de la floraison et choisies surtout vers la base de la plante, car leur richesse en principes actifs va décroissant vers le sommet. Elles devront être séchées à l'ombre, puis à l'étuve sans dépasser 30°; gardées en flacons bien bouchés à l'abri de la lumière et de l'humidité; la provision en devra être renouvelée tous les ans. Dans ces conditions et si les feuilles sont recueillies toujours dans le même endroit, on aura chance d'avoir des préparations efficaces et dans une certaine mesure identiques à elles-mêmes. Le limbe seul de la feuille devra être utilisé pour la préparation de la poudre qui sera reconnaissable à sa couleur verte, à sa saveur amère spéciale, à son odeur rappelant celle de la plante.

### Formes pharmaceutiques de la digitale.

Les *formes pharmaceutiques* les plus couramment employées sont :

La *poudre de feuilles*, qu'on emploiera soit en macération à froid, soit en infusion à chaud, soit en pilules;

La *teinture alcoolique*, employée par gouttes (50 gouttes par gramme) ;

La *digitaline*, alcaloïde de la digitale, qu'on emploie d'ordinaire par gouttes d'une solution glycéro-alcoolique au millième ou sous forme de granules solubles.

Les *équivalences thérapeutiques* de ces diverses préparations sont sensiblement les suivantes : *1 milligramme de digitaline cristallisée de Nativelle* — cette dose étant prise comme unité de comparaison des diverses préparations digitaliques — équivaut : à *1 gramme* ou *50 gouttes de la solution glycéro-alcoolique au millième* dite *solution de digitaline de Petit;* à *2 gr. 4* ou *128 gouttes de teinture alcoolique;* à *40 centigrammes de poudre de feuilles fraîches.*

Nous répétons ici que cette équivalence n'est évidemment qu'approximative, la digitaline cristallisée étant seule un corps chimiquement défini, les autres préparations ayant une richesse variable en digitaline et renfermant, nous y avons insisté plus haut, d'autres principes actifs que cet alcaloïde (digitaléine, digitine, sels de potassium). Et, en effet, alors que l'on peut admettre comme rendement moyen de la feuille de digitale 1 milligramme de digitaline par gramme, 1 gramme de feuilles équivaut comme effet toxique à 5 milligrammes de digitaline cristallisée (François Franck) et non à 1 milligramme, comme on pourrait le supposer. D'où cette conclusion : que l'extraction chimique n'épuise pas la feuille; que celle-ci contient, à côté de la digitaline, d'autres substances et que son action ne peut être absolument identique à celle de son alcaloïde; tous arguments dont, il faut bien le dire, on peut faire flèche aussi bien pour que contre l'emploi de la digitaline. Mais le fait de la composition variable des feuilles de digitale emporte l'opinion, et conduit à conclure que la *digitaline cristallisée* est la *préparaion de choix*, car seule elle est de composition définie et d'action toujours identique à elle-même.

La *digitaline* se prescrit d'ordinaire en *solution glycéro-alcoolique au millième* dont la formule est la suivante (Petit) :

| | | |
|---|---|---|
| Digitaline cristallisée chloroformique . | 1 | gramme |
| Glycérine de densité 1 250 . . . . . . | 333 | cent. cubes |
| Eau distillée . . . . . . . . . . . . . | 146 | » |
| Alcool à 95° Q. S. pour. . . . . . . . | 1000 | » |

Elle se prend en gouttes dans de l'eau, du lait ou de la tisane, la dose totale étant donnée en trois fois, à intervalles réguliers, dans les vingt-quatre heures. Il y a 50 gouttes au gramme et 1 milligramme de digitaline cristallisée par gramme. Son titrage parfait, sa conservation à peu près indéfinie, la sûreté de son absorption et partant de son action en font une préparation quasi idéale.

Elle se prescrit encore en *granules* solubles, généralement titrés à un quart de milligramme.

La *macération* de feuilles fraîches ou de poudre de feuilles est, après la solution de digitaline, la meilleure des préparations digitaliques ; il est probable cependant que ses principes actifs sont tout différents, car la digitaline est insoluble dans l'eau ; vraisemblablement la digitaléine et les sels de potasse jouent donc le principal rôle. On la prescrira de la façon suivante :

| | |
|---|---|
| Feuilles de digitale énervées fraîches ou poudre de feuilles de digitale fraîchement préparée. . . . . . . . . . . | o gr. 25 à o gr. 80 |
| Eau froide pour faire macérer. . . . . | 300 grammes |

Elle se préparera en faisant macérer pendant douze heures la quantité prescrite de feuilles ou de poudre de feuilles et en tamisant. On édulcorera avec un sirop quelconque et le malade absorbera la potion ainsi obtenue en quatre ou cinq prises réparties dans les vingt-quatre heures.

L'*infusion* est aussi une excellente préparation, quoique moins fréquemment employée ; elle est considérée par Jaccoud comme la préparation de choix. On la prescrira ainsi :

| | |
|---|---|
| Feuilles de digitale fraîches énervées et concassées . . . . . . . . . . . . . | o gr. 25 à o gr. 80 |
| Eau bouillante pour infusion . . . . . | 150 grammes |
| Faire infuser une demi-heure, filtrer et ajouter : | |
| Sirop de capillaire ou des cinq racines, ou tout autre sirop . . . . . . . . . | 50 à 100 grammes |

Le malade prendra cette potion comme la précédente, en quatre ou cinq prises réparties dans les vingt-quatre heures.

Les *pilules*, encore souvent employées, sont de toutes les préparations à base de feuilles de digitale assurément la moins bonne. On prescrira de la façon suivante :

| | |
|---|---|
| Poudre de feuilles de digitale fraîchement préparée. . . . . . . . . . . . | o gr. 25 à o gr. 80 |
| Excipient . . . . . . . . . . . . . . | Q. S. |
| Mélanger et diviser en dix pilules. | |

A prendre à intervalles réguliers, cinq le premier jour, trois le second, deux le troisième, par exemple.

La *teinture alcoolique de digitale* était la préparation préférée de Gubler.

Elle s'emploie en gouttes diluées dans un liquide quelconque ou incorporée à une potion; son usage est assez fréquent en thérapeutique infantile. On devra se rappeler qu'en pratique un milligramme de digitaline cristallisée équivaut à 2 gr. 4 ou 128 gouttes de teinture alcoolique, ou que 0 gramme 10 centigrammes de feuilles correspondent à 32 gouttes de teinture.

La *voie d'introduction* de ces diverses préparations est à peu près exclusivement la *voie stomacale*.

On a essayé la *voie hypodermique*, mais les injections de digitaline sont douloureuses et donnent souvent lieu à des abcès; on a cependant proposé la formule suivante, peu recommandable :

| | |
|---|---|
| Digitaline amorphe d'Homolle et Quévenne. | 10 centigr. |
| Alcool. . . . . . . . . . . . . . . . . . . . . . | āā 25 grammes |
| Ether. . . . . . . . . . . . . . . . . . . . . . | |

pour injections hypodermiques.

Un demi-centimètre cube renferme un milligramme de digitaline.

L'*huile* a été conseillée dès longtemps comme véhicule. Une solution huileuse stable de digitaline est possible au point de vue pharmaceutique. Son emploi ne déterminerait ni douleurs, ni irritation; sa posologie n'est pas encore nettement déterminée. Dans le formulaire thérapeutique de Boisson et Mousnier, on trouve la formule suivante :

| | |
|---|---|
| Digitaline cristallisée. . . . . . . . . . | 20 milligrammes |
| Chloroforme . . . . . . . . . . . . . . | Q. S. pour dissoudre |
| Huile stérilisée . . . . . . . . . . . . | Q. S. p. 100 cent. cubes |

2 à 3 centimètres cubes espacés dans les 24 heures.

Il serait légitime d'administrer la digitale ou la digitaline par la *voie rectale* en cas d'impossibilité d'administration stomacale, d'intolérance par exemple.

***L'élimination de la digitale est lente, les doses répétées s'accumulent.***

L'*absorption* par les voies digestives est *rapide*, mais l'*élimination est lente* : c'est là une des particularités les plus intéressantes de ce médicament. L'élimination est lente et dure au moins une semaine ; elle ne se fait pas en nature par les urines. Il en résulte que les *doses répétées s'accumulent* ; cette notion doit dominer le mode d'administration de la digitale.

*Prolongation* de l'action de la digitale pendant une période moyenne de huit à dix jours, *accumulation* dans l'organisme de la digitale doivent être toujours présents à l'esprit du praticien quand il prescrit ce médicament, et les règles pratiques qui en découlent sont résumées dans l'aphorisme de Huchard « ni trop, ni trop peu, ni trop souvent, ni trop longtemps ».

Donc, suivant les cas, on donnera d'emblée en vingt-quatre heures la dose maxima jugée nécessaire, ou on répartira cette dose sur trois jours au plus ; on attendra ensuite une dizaine de jours au moins avant de prescrire une nouvelle dose.

La plus grande faute qu'on puisse commettre, la plus commune chez les débutants pusillanimes, est la prescription de petites doses longtemps répétées ; il est peu de médecins qui n'aient eu l'occasion de soigner des asystolies digitaliques n'ayant pas d'autres causes !

Il est prudent de prescrire le *repos au lit* aux malades soumis à la digitale ; c'est le moyen le plus sûr d'obtenir le maximum d'action et d'éviter la syncope. Il faut de même *cesser toute autre médication* et *chercher à diminuer le trop-plein vasculaire et les résistances périphériques* ; on prescrira dans ce but, suivant les cas, purgatifs, saignées, ponctions, mouchetures, etc.

### Posologie de la digitale.

*Chez l'adulte*, on peut accepter comme *doses usuelles* pour les vingt-quatre heures et sous bénéfice des observations précédentes :

*30 à 80 centigrammes de feuilles* en pilules, macération ou infusion. Mais nous avons indiqué les raisons pour lesquelles il est si difficile d'indiquer une posologie précise, et nous devons dire que l'expérience de plusieurs de nos anciens chefs de service, M. Danlos entre autres, et notre expérience personnelle, nous ont amené à considérer ces doses classiques comme faibles, et à prescrire couramment chez les malades surveillés et suivant indications 0 gr. 50 à 1 gr. 20.

*40 à 50 gouttes de teinture de digitale* comme dose moyenne. Cette dose est certainement faible ; il ne faudra pas hésiter souvent à donner 100 à 120 gouttes si l'on veut obtenir un effet utile.

*1 milligramme de digitaline cristallisée* ou *50 gouttes de la solution au millième*, donné en une ou plusieurs fois dans les vingt-quatre heures comme dose maxima qui ne devra être dépassée qu'après connaissance précise de la tolérance individuelle.

*Chez les enfants*, on s'abstiendra de la digitaline dont l'action est trop énergique pour être facilement maniable en médecine infantile.

On s'adressera à l'*infusion* ou à la *macération de poudre de digitale* qu'on prescrira à la dose moyenne de *1 à 2 centigrammes par année d'âge ;* ou mieux à la *teinture de digitale*, préparation de choix dans l'enfance. Comby indique deux gouttes par année d'âge associée ou non à la teinture de scille, cette dose est faible ; conformément aux indications de J. Simon et de Marfan, on peut donner une dose moyenne de trois gouttes par année d'âge jusqu'à cinq ans et augmenter d'une goutte par année jusqu'à dix ans, soit 3 gouttes à un an, 9 gouttes à trois ans, 15 gouttes à cinq ans, 18 gouttes à huit ans, 20 gouttes à dix ans.

Au surplus, la digitale est rarement indiquée avant deux ans, mais les enfants la supportent bien, sans doute à cause de l'intégrité de leurs viscères, foie et rein en particulier.

## LES ASSOCIATIONS DE LA DIGITALE

### *En principe la digitale doit être prescrite seule.*

La plupart des auteurs sont d'accord sur ce point que *la digitale doit être prescrite seule* et qu'il convient même de faire cesser toute autre médication pendant son administration.

Les raisons de cette façon de faire sont multiples.

La digitale répond à une *indication précise : défaillance de la fibre cardiaque ;* bien administrée, précédée de la médication le plus propre à diminuer le trop-plein vasculaire et les résistances périphériques (purgations, saignées, mouchetures, ponctions), elle doit suffire seule à cette tâche.

Son *mode d'administration* (doses maxima prises en un ou trois jours et séparées par des périodes d'au moins dix jours) lui est tellement particulier, qu'elle se prête mal à entrer dans des préparations complexes, associée à d'autres substances dont l'administration doit être différente.

Enfin, la *thérapeutique actuelle* s'efforçant de plus en plus d'être physiologique, rigoureuse, exacte, de mesurer de façon précise ses effets, *s'éloigne chaque jour davantage* de la polypharmacie des anciens temps, des *formules complexes* basées sur un empirisme plus ou moins justifié, exclusives en tous cas d'une observation vraiment scientifique, et ces considérations s'appliquent avec plus de force qu'à aucune autre substance à la digitale, dont l'action physiologique est si parfaitement connue.

Nous verrons cependant que la règle précédemment énoncée comporte quelques amendements, et que quelques associations digitaliques d'ailleurs rares ont pour elles la sanction de la clinique et de l'expérimentation.

### *Antagonistes de la digitale.*

Il est en particulier quelques *drogues dont l'association à la digitale doit être plus rigoureusement évitée* du fait de leur antagonisme physiologique ou chimique avec ladite substance.

C'est ainsi que la *morphine*, l'*antipyrine*, la *belladone* à cause de leurs actions anti-diurétiques bien connues se présentent comme des *antagonistes rénaux* de la digitale et partant, n'en pourraient que contrarier l'action.

Les *iodures*, la *trinitrine* sont vaso-dilatateurs, dépresseurs de la circulation; ils représentent donc des *antagonistes cardio-vasculaires* de la digitale et à ce titre doivent être spécialement éliminés des associations digitaliques; ce qui ne veut pas dire que dans certains cas il n'y ait pas utilité à alterner les médications iodurée et digitalique.

Le *tanin précipite tous les alcaloïdes*: on ne prescrira donc pas de sirop iodo-tannique ou de cachets contenant du tanin, à un malade soumis à la digitale.

### *Associations diurétiques, purgatives, vaso-constrictives.*

En dépit des observations précédentes, un certain nombre d'associations sont tentantes du fait de leur action physiologique : associations diurétiques, purgatives, vaso-constrictives.

Quelques-unes de ces associations ont reçu une pleine sanction clinique. Elles trouvent surtout leur indication dans les milieux peu éclairés, se pliant mal aux exigences des médications complexes ou successives, milieux dans lesquels il faut tendre à réduire à sa forme la plus simple l'intervention thérapeutique. L'idéal dans ces cas est de ramener la prescription à ces deux termes : 1° Les règles hygiéniques schématisées en formules brèves et nettes; 2° une seule préparation pharmaceutique remplissant, si possible, les diverses indications.

C'est d'ailleurs cette tendance très générale du public à remplacer les médications complexes par un médicament unique qui fait surtout le succès de bien des spécialités, et le médecin doit savoir adapter son *modus faciendi* aux conditions si variées de la pratique journalière.

Nous répétons que cette façon de faire n'est qu'un mode de circonstance, que toutes les fois que la surveillance médicale pourra être fréquente et étroite, que le milieu sera éclairé, il faudra s'en tenir aux prescriptions successives s'adaptant de façon opportune aux indications du moment et aux formules simples, à principe actif unique et d'action rigoureusement définie.

Ainsi, dans un cas d'*urémie avancée avec défaillance cardiaque, fléchissement du taux urinaire et accidents toxiques*, les indications à remplir sont les suivantes :

1° Ecarter de l'alimentation les ingesta toxiques ou toxigènes;

2° Provoquer l'élimination des toxines déjà accumulées dans l'organisme et suppléer à l'insuffisance de la dépuration urinaire;

3° Relever et soutenir le cœur défaillant;

4° Activer la diurèse,

*Si le milieu s'y prête*, on pourra formuler de la façon suivante :

1° Régime lacté absolu; donner toutes les deux heures, jour et nuit, un bol de lait de 300 grammes;

2° Donner aujourd'hui en une fois le purgatif suivant :

| | |
|---|---|
| Eau de vie allemande . . . . . . . . . | } ãã 20 grammes |
| Sirop de nerprun . . . . . . . . . . . | |

3° Faire prendre demain, en quatre ou cinq fois, à intervalles réguliers, entre les tasses de lait, la préparation suivante :

Feuilles de digitale énervées fraîches . soixante centigr.
Eau froide . . . . . . . . . . . . . . 250 grammes
Faire macérer douze heures, filtrer et ajouter :
Sirop des cinq racines . . . . . . . . 50 grammes
F. s. a.

4° Les jours suivants prendre toutes les trois heures (soit quatre par jour) une des pilules suivantes :

Poudre de scille. . . . . . . . . . . cinq centigr.
Excipient. . . . . . . . . . . . . . Q. S.
F. s. a. pour une pilule, n° 20.

*Si le milieu est fruste* la surveillance peu active, il est à craindre que la prescription précédente, si simple soit-elle, soit mal comprise et mal exécutée, il sera légitime de la remplacer par la suivante :

1° Régime lacté absolu, à l'exclusion de tout autre aliment solide ou liquide; en prendre deux à trois litres dans les vingt-quatre heures;

2° Poudre de scille . . . . . . . . . . }
Résine de scammonée . . . . . . . . } ãã cinq centigr.
Poudre de digitale. . . . . . . . . . }
F. s. a. pour une pilule n° 20.
En prendre huit le premier jour, sept le second, cinq le troisième, à intervalles réguliers entre les repas.

Ces pilules *cardio-toniques-diurétiques-purgatives* remplissent sensiblement les diverses indications du cas donné. Les substances associées ont des actions parallèles et non antagonistes, l'*action cardio-tonique de la digitale* étant renforcée par l'*action diurétique directe de la scille* et l'*action purgative, dérivatrice, antitoxique de la scammonée*. Leur mode d'administration n'est pas tellement différent qu'on ne puisse les administrer simultanément et de façon identique. La prescription est réduite ainsi au maximum de la simplicité; l'erreur d'interprétation est quasi impossible. La formule est classique, et la clinique thérapeutique est venue confirmer l'effet utile qu'on pouvait attendre *apriori* de cette association basée logiquement sur les données de la physiologie pathologique.

Les mêmes principes avaient présidé à la confection du *vin diurétique dit de Trousseau*, qui réalise l'association cardio-tonique diurétique, scille-digitale. Nous en rappellerons ici la formule :

| | |
|---|---|
| Feuilles sèches de digitale. . . . . . . | 5 grammes |
| Squames de scille . . . . . . . . . . . | 7 gr. 50 |
| Baies de genièvre . . . . . . . . . . . | 75 grammes |
| Vin blanc. . . . . . . . . . . . . . . . | 900 » |
| Alcool à 90°. . . . . . . . . . . . . . | 100 » |
| Faire macérer quinze jours et ajouter : | |
| Acétate de potasse. . . . . . . . . . . | 50 » |

Une cuiller à soupe ou 20 grammes de ce vin renferme la substance active de 0 gr. 10 de digitale et 0 gr. 15 de scille; il se prescrit à la dose de trois cuillers à soupe par jour pendant trois jours.

## Associations diverses.

Dans les mêmes conditions de pratique que celles énumérées plus haut (milieu fruste, surveillance médiocre), on pourra dans les *cardiopathies avec congestion hépatique intense*, modifier la triade pharmacologique précédente, (scille, scammonée, digitale) par l'addition suivant les cas : soit de calomel, antiseptique intestinal et diurétique, soit d'ergot de seigle vaso-constricteur, soit des deux drogues, et formuler ainsi :

| | |
|---|---|
| Poudre de digitale . . . . . . . . . | ââ cinq centigr. |
| Poudre de scille. . . . . . . . . . . | |
| Résine de scammonée . . . . . . . . | |
| Calomel . . . . . . . . . . . . . . . | un centigr. |
| Excipient . . . . . . . . . . . . . . | Q. S. |

Pour une pilule, n° 15.

En prendre cinq par jour en dehors des repas pendant trois jours.

Ou bien :

| | |
|---|---|
| Poudre de digitale. . . . . . . . . . | âà cinq centigr. |
| Poudre de scille. . . . . . . . . . . . | |
| Calomel . . . . . . . . . . . . . . | |
| Extrait aqueux d'ergot de seigle. . . . | dix centigr. |
| Excipient. . . . . . . . . . . . . . . | Q. S. |

Pour une pilule, n° 15.

En prendre cinq par jour pendant trois jours en dehors des repas ; surveiller avec soin les gencives (stomatite mercurielle) pendant l'administration de ces pilules et les jours qui suivront.

Nous mentionnons pour finir une association souvent recommandée dans le *traitement d'hémorragies diverses* et, en particulier, *des hémoptysies* :

| | |
|---|---|
| Extrait thébaïque . . . . . . . . . . | âà un centigr. |
| Poudre de digitale. . . . . . . . . . | |
| Ergotine . . . . . . . . . . . . . . | àà dix centigr. |
| Sulfate de quinine . . . . . . . . . . | |

Pour une pilule n° 10.

A prendre de demi-heure en demi-heure jusqu'à cessation de l'hémoptysie.

Nous avons fréquemment employé cette préparation et le plus souvent avec succès, mais depuis quelque temps déjà nous avons éliminé de cette formule la poudre de digitale, car la dose est trop minime pour être active, elle est donc inutile; de plus, nous y trouvons l'antagonisme ci-dessus indiqué de la digitale avec l'opium, et nous avons obtenu de la formule modifiée des effets au moins équivalents. On pourra donc prescrire :

| | |
|---|---|
| Extrait thébaïque . . . . . . . . . . . | un centigr. |
| Ergotine . . . . . . . . . . . . . . . | àà dix centigr. |
| Sulfate de quinine. . . . . . . . . . | |

Pour une pilule n° 10.

A prendre de demi-heure en demi-heure jusqu'à cessation de l'hémoptysie.

## LES FACTEURS ESSENTIELS DE L'HYGIÈNE DU CARDIAQUE (1)

La chose la plus importante pour un cœur forcé, insuffisant, quelle que soit la raison de cette insuffisance, est le

(1) D'après le professeur Hare. *Thérapeutic Gazette*, 1901.

*repos*, de façon à demander à l'organisme le minimum d'efforts jusqu'à ce que le cœur soit accoutumé à sa nouvelle tâche.

Il n'est pas douteux qu'une grande erreur est commise par ceux qui, en présence d'un cœur défaillant, prescrivent la digitale ou quelque autre drogue toni-cardiaque sans insister en même temps sur un repos suffisant. Repos suffisant peut signifier suivant le cas, soit la suppression de tout exercice musculaire actif, soit le repos absolu au lit pendant un temps considérable. La nécessité de cette partie du traitement est trop évidente pour qu'il soit utile d'insister, car nous avons affaire le plus souvent à un cœur « fatigué ».

En bien des circonstances la pratique du repos donne de remarquables résultats non seulement quant aux symptômes, mais aussi quant aux signes physiques : l'aire de matité cardiaque est considérablement diminuée et le régime circulatoire tout entier est amélioré.

En règle, il est préférable de ne pas avoir recours d'emblée aux toni-cardiaques à moins que l'indication n'en soit urgente, puisque la guérison peut être obtenue très souvent sans traitement médicamenteux. Au surplus, si le repos est institué d'abord et les aires de matité cardiaque soigneusement étudiées, et que plus tard la digitale soit prescrite, on pourra se faire une idée définitive de la valeur relative des deux méthodes de traitement dans le cas donné.

Un second facteur très puissant de guérison ou, pour parler plus exactement, d'amélioration, est l'usage du *massage* ou de la *gymnastique suédoise* pendant la période de repos. Il n'est pas douteux que si le cœur est reposé par la suppression des mouvements, des mesures doivent être prises pour augmenter la circulation de la lymphe et du sang par les pratiques les plus douces du massage et des mouvements passifs des muscles, en sorte que les mains du masseur agissent comme des cœurs additionnels, « additional hearts », faisant progresser les fluides du corps. Dans quelques cas ces massages ou ces mouvements passifs doivent être très doux car s'ils sont trop violents au début, ils peuvent déterminer la syncope ou la défaillance. Un pareil mode de traitement augmente la nutrition des tissus, maintient le tonus musculaire, prévient les stases capillaires et souvent fait rétrocéder une hydropisie modérée. La méthode dite de Schott, telle qu'elle est pratiquée à Nauheim, repose surtout sur les manœuvres précédentes pendant que la stimulation de la peau par les bulles d'acide carbonique dans l'eau agit comme tonique musculaire.

L'influence du *climat* dans le cas d'affections cardiaques est aussi digne d'attention. Aucun climat ne peut être trouvé qui soit propre aux maladies du cœur, comme il peut s'en trouver pour les affections pulmonaires, mais il doit être rappelé que *trois conditions sont très défavorables* dans les cas de cœur faible, défaillant, ou insuffisant, ce sont : le *grand froid*, le *grand vent* et les *hautes altitudes*.

Le *grand froid* demande une activité circulatoire et vitale qu'on ne rencontre pas dans les cas visés.

Le *grand vent* qui flagelle le patient est aussi très dangereux, probablement parce qu'il occasionne des efforts musculaires brusques, et provoque vraisemblablement des spasmes vasculaires qui augmentent le travail du cœur.

Les *hautes altitudes* qui causent souvent des troubles cardiaques en bonne santé, ont une sérieuse influence en pareil cas en ce qu'elles tendent à produire des défaillances et des dilatations soudaines et contre-indiquent absolument le voyage à de telles hauteurs, à moins que la compensation ne soit des plus satisfaisantes. Même alors, le voyage à une haute altitude peut provoquer la rupture de la compensation.

Enfin la dernière, mais non la moins importante, des indications non médicamenteuses vise le *régime alimentaire*. La quantité, la ration alimentaire doit varier avec l'activité du patient, mais, en règle, dans tous les cas de cœur défaillant, qu'ils s'améliorent ou qu'ils s'aggravent, nous prescrirons les *repas fréquents mais peu abondants*. Il n'est pas seulement peu sage, mais encore dangereux pour des patients, atteints de défaillance cardiaque, de prendre en une fois de grandes quantités de nourriture ou de boisson. Outre la gêne de la digestion, qui est difficile à cause de la circulation pauvre et faible, la distension de l'estomac peut, par pression sur le cœur droit, causer un embarras cardiaque sérieux, sinon fatal ; et les cas ne sont pas rares dans lesquels ce résultat suit l'ingestion de nourriture ou de boisson abondante de la part de malades souffrant d'affection cardiaque.

---

# ERGOTINE

## QUAND ET POURQUOI IL FAUT ADMINISTRER L'ERGOTINE

Dans un article des plus intéressants relatif à la médication hémostatique, M. Vaquez, après avoir rappelé le mécanisme de l'hémostase spontanée, ramenait à trois les indications à remplir logiquement dans ladite médication :

1° Rétraction du vaisseau saignant ;

2° Abaissement de la tension artérielle ;

3° Contact du sang avec les tissus du voisinage ou augmentation de la coagulabilité propre du sang.

Après avoir passé en revue les divers agents hémostatiques actuellement expérimentés, il concluait par cette phrase décevante : « Scientifique par son point de départ, cette thérapeutique retombe bien vite dans l'empirisme lors de ses applications à la clinique ». Nous ne pouvons que souscrire d'une façon générale à cette proposition ; cependant, il est des agents hémostatiques dont l'action physiologique est assez rigoureusement définie pour que leur emploi soit presque strictement scientifique, à la condition toutefois que la pathogénie de l'hémorragie visée soit assez exactement connue ; en d'autres termes, à la condition que la clinique soit aussi scientifique que la pharmacodynamie.

Dans un certain nombre d'hémorragies bien définies, l'ergotine réalise ces conditions de rigueur scientifique qui semble devoir être la limite à laquelle puisse jamais atteindre la thérapeutique clinique ; et dans les cas où son administration demeure incertaine dans ses effets, c'est bien moins l'insuffisance de nos connaissances relatives à son action physiologique que celle de nos connaissances en clinique pathogénique qu'il faut incriminer.

### *L'ergot de seigle excite la contractilité des fibres lisses.*

Quelque idée qu'on se fasse sur le mécanisme intime de l'action physiologique de l'ergot de seigle, il est un certain nombre de faits fortement établis qui permettent de donner une base solide à son administration.

*L'ergotine jouit de la propriété d'exciter la contractilité des fibres lisses de l'utérus, et cette action est d'autant plus intense que l'utérus est plus gravide*, ou mieux qu'il est à une période plus avancée de gravidité. Nous ne rappellerons pas les expériences et les observations qui mettent hors de toute contestation cette propriété capitale de l'ergot de seigle.

*L'ergot de seigle excite la contractilité des fibres lisses des vaisseaux, des artères en particulier ;* en d'autres termes, il exerce une action vaso-constrictive directe. Les preuves de cette action sont nombreuses et manifestes. Nous rappellerons pour mémoire l'expérience de Holmes constatant la diminution du calibre des vaisseaux de la muqueuse linguale chez une grenouille soumise à l'influence de l'ergot de seigle. Cette expérience a été reprise, variée, et ses résultats confirmés par bien des auteurs.

### *L'ergotine modifie la tension vasculaire.*

Les preuves indirectes de cette action vaso-constrictive nous sont fournies par l'étude de la tension vasculaire après l'administration de l'ergot. Le fait est d'importance, spécialement au point de vue qui nous occupe, et mérite de nous arrêter un instant. Les auteurs ont été longtemps partagés : la tension s'élevait pour la plupart, elle s'abaissait suivant quelques-uns ; il semble bien qu'ils avaient raison les uns et les autres. Il a été démontré en effet que par suite du chemin parcouru par l'ergot après absorption, son action se manifeste d'abord dans le système à sang noir et seulement un peu plus tard dans le système à sang rouge. On constatera donc dans une première phase *une augmentation de pression dans le système à sang noir* et *une diminution de pression dans le système à sang rouge* par suite de la vaso-constriction primitive des veines et de l'artère pulmonaires et dans une deuxième phase *une légère augmentation générale de la tension vasculaire* par suite de la vaso-constriction générale. Ce fait est à retenir car il fournit sans doute la clef de bien des difficultés et de bien des erreurs d'interprétation thérapeutique.

Cette action excitatrice de la contraction des muscles lisses ne paraît pas d'ailleurs limitée à l'utérus et aux vaisseaux ; elle se manifeste au niveau de l'œil par la dilatation de la pupille, au niveau de la vessie par la fréquence des mictions, au niveau de l'intestin par l'accélération des mouvements intestinaux.

Si nous faisons application des données précédentes aux indications hémostatiques rappelées au début de cet article, nous voyons que l'ergot ne peut s'adresser qu'aux deux premières : vaso-constriction et modification de la tension. Il ne semble pas, en effet, qu'il exerce une action appréciable sur la coagulabilité du sang. On ne sera donc pas étonné de son inefficacité dans les hémorragies d'origine dyscrasique (hémophilie, affections hépatiques, chlorose, etc.).

L'ergot sera donc avant tout un *hémostatique vasculaire* ; encore l'étude attentive de ses propriétés physiologiques nous fait-elle pressentir que *son efficacité sera fonction de la richesse en fibres lisses de l'organe hémorragipare, de la disposition anatomique de ces fibres lisses par rapport aux vaisseaux dans cet organe, de la tension vasculaire dans le vaisseau lésé.*

***Le résultat hémostatique sera d'autant plus sûr que l'organe lésé sera plus riche en fibres lisses.***

C'est ce qui fait de l'ergotine le quasi-spécifique des *hémorragies utérines* et en particulier des hémorragies utérines puerpérales. A ce sujet on ne saurait assez souvent rappeler le précepte de Pajot : « Tant que l'utérus renferme quelque chose, enfant, caillot ou placenta, ne donnez jamais d'ergot ». On ne le donnera donc qu'après la délivrance et après s'être assuré de la parfaite vacuité de l'utérus. Ses résultats seront encore excellents dans les hémorragies utérines non puerpérales, mais son administration ne saurait évidemment primer le traitement de la cause, métrite, fibrome, etc. L'ergotine ne peut avoir ici que la valeur d'un médicament d'urgence.

Dans les *hémorragies bronchiques*, l'efficacité est encore presque absolue, en rapport avec la richesse des vaisseaux et des bronches en fibres lisses. Les causes d'échec, plutôt rare dans ces cas, sont certainement imputables à la difficulté diagnostique souvent si grande des hémorragies bronchiques et des hémorragies pulmonaires, l'ergotine devant être théoriquement et étant pratiquement médiocre dans ces dernières du fait de la rareté des fibres lisses à ce niveau.

L'absence de fibres lisses au niveau de la muqueuse pituitaire nous explique l'incertitude des résultats de l'administration de l'ergotine dans les *épistaxis*.

***Le résultat hémostatique sera sûr si les fibres lisses de l'organe sont concentriques au vaisseau lésé.***

*La disposition anatomique des fibres lisses par rapport aux vaisseaux* est un facteur sur lequel il ne semble pas qu'on ait beaucoup attiré l'attention ; il paraît cependant capital. La disposition des fibres lisses de l'utérus, formant dans leur ensemble des anneaux concentriques aux vaisseaux, en fait, selon une expression classique, de véritables « ligatures vivantes » ; les conditions d'efficacité hémostatique sont ici au maximum ; le *résultat sera donc quasi certain dans les hémorragies utérines.*

Au contraire, au niveau du tube gastro-intestinal, les fibres musculaires sont en général parallèles aux vaisseaux ; leur contraction sera donc *a priori* sans grande action sur leur calibre. C'est là sans doute l'explication de l'incertitude des résultats dans les hématémèses de l'ulcère stomacal et dans les hémorragies intestinales de la fièvre typhoïde ; d'ailleurs, dans ces deux cas, les contractions gastro-intestinales sont plutôt à éviter qu'à rechercher, tant la perforation est à craindre ; l'*ergotine sera donc médiocrement recommandable dans les hémorragies gastro-intestinales.*

En revanche, la disposition des muscles du rectum par rapport aux veines semble devoir donner à l'ergot une *action hémostatique puissante dans les hémorragies hémorroïdaires.* L'ergotine administrée localement nous a en effet donné les meilleurs résultats.

### *L'ergotine indiquée dans les hémorragies artérielles est contre-indiquée dans les hémorragies veineuses.*

La *tension sanguine* au niveau du vaisseau lésé est enfin à considérer. Ici les données cliniques sont moins précises. Cependant, il est à prévoir que dans les hémorragies ayant leur origine dans le système à sang noir, l'ergotine, élevant d'emblée la tension dans ce système, sera contre-indiquée. C'est à cause de cette propriété que l'ergotine est plus nuisible qu'utile dans les hémorragies pulmonaires, la tension dans l'artère pulmonaire étant dans ces cas supérieure à la normale et l'ergotine ne pouvant qu'exagérer cette hypertension. *D'une façon générale l'ergotine sera contre-indiquée dans les hémorragies veineuses*, exception devant être faite en faveur des hémorragies hémorroïdaires ; nous avons dit plus haut pourquoi.

Dans les *hémorragies artérielles*, abstraction faite de l'action des fibres lisses propres à l'organe atteint, l'hémostase pourra être favorisée par l'hypotension artérielle primitive ; elle aura d'autant plus de chance de se produire que les vaisseaux lésés seront plus petits et que partant le caillot aura plus le temps de se former avant la deuxième phase d'action de l'ergotine caractérisée par l'hypertension artérielle. Si donc le vaisseau lésé est volumineux, il faudra peu compter sur l'ergotine, et il faudra plutôt s'en abstenir dans les cas d'hypertension artérielle comme dans les épistaxis des adolescents.

De tout ce qui précède il résulte donc que l'administration de l'ergotine ne relève pas d'un empirisme plus ou moins aveugle, mais d'une adaptation raisonnée des propriétés pharmaco-dynamiques du médicament aux données de la clinique. Évidemment, bien des points sont encore obscurs, mais nous croyons avoir montré que dans certaines hémorragies bien déterminées l'ergotine peut être administrée avec rigueur. Nous ne croyons pas qu'il puisse y avoir une médication hémostatique rigoureuse et sûrement efficace, parce qu'il n'y a pas un processus hémorragique unique, mais des processus hémorragiques variés; par contre à tel cas donné peut et doit correspondre une thérapeutique parfaitement définie, et c'est jusqu'à présent l'ergotine qui semble remplir de la façon la mieux connue certaines indications hémostatiques.

## COMMENT IL FAUT PRESCRIRE L'ERGOTINE

### *Modes d'administration de l'ergotine.*

Dans les hémorragies utérines la *voie hypodermique* doit être préférée ; — on prescrira :

| | |
|---|---|
| Ergotine Bonjean ou ergotine du Codex. | 2 grammes |
| Eau distillée . . . . . . . . . . . } | 10 » |
| Glycérine . . . . . . . . . . . . . } | |

Pour injections hypodermiques.

Un centimètre cube renferme 10 centigrammes d'ergotine. On pourra, suivant l'intensité et la ténacité de l'hémorragie, injecter dans les vingt-quatre heures 1 à 10 centimètres cubes.

On pourra aussi employer la solution d'*ergotine d'Yvon* dont la conservation est parfaite et qui correspond à son poids d'ergot de seigle. On l'emploiera aux mêmes doses que la solution précédente.

La *forme pilulaire* est souvent assez recommandable en ce qu'elle se prête aux associations médicamenteuses et en ce que ce mode d'administration est toujours préféré à la voie hypodermique par les malades pusillanimes. C'est ainsi que dans les hémoptysies consécutives aux congestions passives des cardiopathes, il est tout à fait indiqué d'associer la digitale à l'ergotine ; on pourra prescrire :

| | |
|---|---|
| Poudre de feuilles de digitale, fraîchement préparée. . . . . . . . . . . | àâ cinq centigr. |
| Ergotine Bonjean ou extrait aqueux d'ergot de seigle. . . . . . . . . | |

F. s. a. pour une pilule ; en faire 20 semblables ; 5 à 12 dans les vingt-quatre heures.

On pourra la prescrire en *potion*, soit qu'on veuille réaliser une association thérapeutique particulière, soit qu'on veuille tenter de l'employer dans certaines hémorragies gastro-intestinales. On pourra formuler :

| | |
|---|---|
| Ergotine du Codex. . . . . . . . . . | 1 gramme |
| Sirop d'écorces d'oranges amères . . | àâ 50 grammes |
| Eau distillée . . . . . . . . . . . . | |

Une cuiller à entremets contiendra 0,10 centigrammes d'ergotine.

Dans le cas d'hémorroïdes on pourra prescrire l'ergotine en suppositoires :

| | |
|---|---|
| Extrait aqueux d'ergot de seigle. . . . | 0 gr. 20 à 0 gr. 80 |
| Beurre de cacao ou glycérine solidifiable. . . . . . . . . . . . . . . . | 4 grammes |

F. s. a. pour un suppositoire.

# FER

—

## QUAND ET POURQUOI IL FAUT ADMINISTRER LE FER

L'action du fer est aussi mal connue quant à son mécanisme intime que nettement fixée quant à ses indications cliniques. Si l'accord est loin de s'établir entre les chimistes, il est établi entre les cliniciens qui, depuis Sydenham, considèrent le fer comme le spécifique de l'anémie.

### *L'absorption du fer médicamenteux est douteuse. Son action hématogène est bien établie.*

Une des questions les plus controversées est celle de l'absorption. *Le fer médicamenteux est-il bien absorbé* ou ne peut-il être absorbé qu'à l'état de combinaison organique? La question n'est pas définitivement tranchée.

L'absorption du fer médicamenteux est niée au nom de l'expérimentation, par A. Bernard, Vincent, Zaleski, Hamburger, Schmiedeberg, Bunge qui l'auraient retrouvé en totalité dans les selles; elle est niée de même par Gélis, Bouchardat, Hirtz, Trousseau et Pidoux, Guéneau de Mussy, Gübler, Dujardin-Beaumetz.

Et cependant *son action thérapeutique est formellement admise*, même par ceux qui en nient l'absorption; elle est affirmée au nom de l'expérimentation par Malassez, Rabuteau, Herberger et Corneliani qui ont constaté l'*augmentation des hématies en nombre et de leur teneur en hémoglobine ;* elle fut affirmée au nom de la clinique au dernier congrès de Munich par tous les médecins : Baumler, Quincke, Edelsen, Stiflers, Steiner, Immermann, Nothnagel, Von Ziemmsen, etc.

Il n'est guère que Bunge qui soit resté un adversaire irréductible des préparations ferrugineuses dans le traitement des chloro-anémies, mais son opinion n'a pas prévalu et les cliniciens ont à peu près tous souscrit à la déclaration de Hayem : « *En ce qui concerne la chlorose en faisant intervenir le fer dans les conditions convenables, on compte autant de succès que de cas.* »

D'ailleurs les expériences de Kunckel semblent avoir bien ébranlé les fondements expérimentaux des affirmations de Bunge, car il a démontré d'une façon difficilement critiquable que les préparations ferrugineuses sont absorbées et déposées dans le foie, et que le fer une fois dans l'organisme est apte à donner de l'hémoglobine. Gelhorn était arrivé, par une méthode très différente, à cette même conclusion, que le fer médicamenteux est absorbé (il le retrouvait dans l'épithélium et le stroma des papilles du duodénum), et que sous son influence la teneur du sang en hémoglobine s'élève. C'est aussi l'avis formel de M. Patein qui a bien voulu, à l'occasion de ce sujet, nous donner quelques conseils précieux.

Il est à remarquer que l'action du fer sur l'hémoglobine ne lui est pas particulière mais qu'elle appartient également aux autres métaux lourds (cuivre, mercure, nickel, zinc). Cervello a montré que des animaux nourris avec des aliments presque complètement dépourvus de fer présentent une augmentation notable du taux de l'hémoglobine, dès qu'on leur fournit une quantité suffisante de l'un des métaux précédents. D'ailleurs M. Robin a démontré que le mercure administré aux sujets sains provoquait une augmentation de l'hémoglobine.

L'*action régénératrice*, *reconstituante*, *hématogène ou mieux hémoglobinogène du fer* est donc fortement établie.

C'est peut-être l'action fondamentale, caractéristique du fer, ce n'est certainement pas la seule.

Il possède aussi une *action vaso-motrice marquée*, vaso-dilatatrice avec augmentation de la pression sanguine et diminution du nombre des pulsations (Corneliani) qui joue sans doute un certain rôle dans son action reconstituante. Il en est de même de son *action stimulatrice du système nerveux*.

### *Les sels ferreux agissent comme des oxydases.*

Mais il est vraisemblable qu'après leur action hématopoiétique, les sels de fer, les sels ferreux tout au moins, tirent la plus grande partie de leur influence sur l'économie de leur action oxydante. *Les sels ferreux sont de véritables oxidases* (Fiquet) [1], si l'on entend par là des composés solubles absorbant l'oxygène avec facilité et le transportant ensuite sur des combinaisons organiques qu'elles oxydent; « en un mot ce sont *des vecteurs d'oxygène* ». Fiquet a surtout étudié à ce point de vue le crénate de fer qui constitue pour lui « une véritable oxydase; il absorbe avec facilité, « spontanément et en quelques minutes, une grande quan- « tité d'oxygène qu'il cède ensuite aux matières organiques. « Il bleuit la teinture de gaïac en l'oxydant et se détruit par « la chaleur, à une température de 100° ». M. Fiquet a mis ces propriétés en évidence par d'ingénieuses expériences. Il est certain qu'il faut tenir compte de cette action, car comme le fait remarquer ce même auteur « il en résulte donc « que ces composés ferrugineux sont des oxydases et qu'ils « se conduisent comme l'hémoglobine elle-même, en portant « l'oxygène dans l'intimité des cellules.

« Leur importance devient évidente puisque leur inter- « vention vient suppléer à l'insuffisance des hématies, en

(1) FIQUET. *Presse médicale*, 19 octobre 1901.

« même temps qu'ils leur apportent le fer qui est nécessaire « à leur régénération et en même temps qu'ils suppléent à « l'insuffisance des ferments oxydants naturels contenus « dans le protoplasma cellulaire. » Ils augmentent les moyens d'oxydation. C'est peut-être une des raisons de leur contre-indication relative dans les maladies consomptives, dans certaines formes de la tuberculose en particulier.

## *Le fer est donné utilement dans les anémies.*

Que le fer agisse comme eupeptique ainsi que le soutenait Cl. Bernard, comme spécifique comme le voulait Trousseau, comme modificateur de la désassimilation ferrugineuse comme l'a avancé Bunge [1], comme oxydase suivant la remarque de Fiquet, l'expérience clinique n'en permet pas moins d'affirmer la puissance du fer dans le traitement des chloro-anémies. Et l'on peut admettre avec Manquat que « *le fer est donné utilement dans toutes les ané-* « *mies* : celle qui est consécutive aux hémorragies (à condi- « tion que celles-ci ne s'accompagnent pas d'un excès de « pression), l'anémie de la convalescence, celle des mala- « dies cachectisantes (scrofule, rachitisme). »

L'*étude de la nutrition* est d'un faible secours dans l'étude des indications de la médication ferrugineuse, car ici on se trouve en présence des mêmes incertitudes que pour l'arsenic, et s'il est difficile de ne pas admettre axec Robin et Manquat « que le fer est un excitant de la nutrition et des « phénomènes d'oxydation », et avec Riva Rocci qu'il active l'élimination des produits usés et des néoformations, on a le droit d'hésiter entre les assertions de Rabuteau, Herber-

[1] Bunge explique de la façon suivante l'action du fer médicamenteux dans la chlorose. Dans cette maladie, par suite de la mauvaise qualité des sucs digestifs le soufre, partie constituante des albuminoïdes, se combine au fer alimentaire qui est éliminé avec les selles à l'état de sulfure de fer. Si l'on fait agir le fer médicamenteux, il se combine au soufre albuminoïde, le fer alimentaire non détruit est alors assimilé.

ger et Prokowski constatant une augmentation de l'acidité urinaire et du taux de l'urée, et celles de Munck, Schroff, Debierre et Linossier notant une diminution de l'excrétion de l'azote et l'engraissement.

***L'administration du fer dans la tuberculose a donné lieu à de nombreuses controverses.***

C'est surtout Trousseau qui a frappé d'un ostracisme presque absolu l'emploi du fer chez les phtisiques, accusant cet agent de provoquer des congestions pulmonaires, et des hémoptysies par lesquelles serait activée la maladie qu'on ferait ainsi « galoper ». C'est une doctrine aujourd'hui fortement ébranlée. Fonssagrives, contemporain de Trousseau, s'élevait contre cet arrêt. Hérard et Cornil font très justement observer qu'il n'y a là autre chose qu'une question d'opportunité clinique « Pour nous, disent ces auteurs, nous « n'hésitons pas à considérer *le fer comme capable de rendre « des services réels, surtout dans les formes apyrétiques, « lorsque les signes de l'anémie sont prononcés et qu'il n'y a « pas de tendance trop marquée aux hémoptysies.* »

Grisolle contestait absolument cette contre-indication. « M. Trousseau, écrivait-il, s'appuyant sur des faits peu « nombreux et peu concluants, a dit que l'usage du fer était « contre-indiqué dans la chlorose compliquée de tubercu-« lose pulmonaire, pouvant provoquer des hémoptysies; « je pense que ce sont là des craintes chimériques que peu « de personnes partagent ; le fer, administré comme il con-« vient, est plutôt capable, par l'action qu'il exerce sur la « nutrition, de combattre les effets de la diathèse » ; et conformément à ce principe il prescrivait les ferrugineux aux tuberculeux.

C'est aussi l'opinion d'Albert Robin : « Dans les chloro-« anémies tuberculeuses on n'usera du fer qu'avec prudence; « l'on se trouvera mieux en général des eaux du Mont-

« Dore et de la Bourboule. Toutefois il me semble qu'on a « un peu exagéré sous l'influence de Trousseau et de Béhier, « l'influence nocive du fer chez les tuberculeux. Evidem- « ment les tuberculeux fébriles, congestifs ou hémoptysiques « doivent redouter les eaux ferrugineuses; mais dans les « formes où domine la chloro-anémie et où les complications « précédentes n'existent pas, j'ai parfois conseillé, avec de « bons résultats, les eaux franchement ferrugineuses. Les « meilleurs guides sont toujours le degré peu avancé de la « lésion et l'allure torpide de la maladie. »

Audry préconise les préparations d'iodure de fer dans les cas de chloro-anémies hybrides avec accidents scrofuleux.

D'ailleurs, Trousseau lui-même ne s'opposait formellement à l'emploi du fer dans la tuberculose que dans les cas compliqués de fièvre, de grande excitabilité pulmonaire.

Le résultat de nos observations personnelles concorde sensiblement avec les conclusions précédentes. Pour nous, dans les tuberculoses en voie d'évolution, avec fièvre, poussées congestives, tendances aux hémoptysies, oxydations exagérées, dénutrition manifeste, le fer est presque toujours et formellement contre-indiqué, comme d'ailleurs à notre avis l'arsenic et le phosphore. Au contraire dans les tuberculoses torpides, apyrétiques, avec anémie marquée, nutrition défaillante, le fer peut rendre les plus grands services.

## COMMENT IL FAUT PRESCRIRE LE FER ?

L'emploi thérapeutique du fer est certainement très ancien, il en est fait mention dans les livres de Pline et dans ceux des médecins arabes. Il était d'usage, dit-on, chez les Grecs, lorsqu'un individu était faible et pâle, de lui faire boire de l'eau dans laquelle une épée avait été plongée ; on croyait que l'épée communiquait à l'eau une vertu spéciale qui infusait au patient la force et la vaillance; en fait, l'arme se rouillant, rendait l'eau ferrugineuse et les Grecs faisaient vraiment de la « médication martiale ». Sydenham et Hoffmann en décrivirent, au XVIIe siècle, les bons effets dans la chlorose et ce dernier même donna la première interprétation rationnelle de l'action curative du fer dans cette affection en montrant que cette maladie est caractérisée par l'insuffisance du fer dans les globules sanguins.

Depuis, il n'a guère été abandonné et cependant il est encore des médecins et des plus distingués qui se montrent adversaires ardents du fer médicamenteux, inutile sinon nuisible à leurs yeux. Le plus souvent, cette hostilité aboutit à des conversions éclatantes, ce fut le cas de Dujardin-Beaumetz, ce semble devoir être le cas de Bunge. Le secret de ces conversions est dans l'observation de Hayem : « Lorsque dans certains cas, après avoir essayé nombre de préparations martiales sans obtenir de résultats, on déclare, de guerre lasse, l'inutilité du fer, c'est qu'on a passé à côté de la bonne préparation, de sorte que le cas prétendu incurable peut être guéri en quelques semaines, par un autre médecin faisant appel à une préparation ferrugineuse non encore utilisée. »

### *Choix d'une préparation ferrugineuse.*

Le choix des préparations ferrugineuses a été longtemps déterminé et l'est encore souvent aujourd'hui par des considérations théoriques beaucoup plus que par des observations cliniques.

Au XVIIe et au XVIIIe siècle, au début même du XIXe siècle, on donnait assez empiriquement la préférence aux combinaisons ferrugineuses oxygénées, éthiops martial, safran de Mars apéritif, teinture de Mars, etc.

Dans la deuxième moitié du XIXe siècle, les travaux physiologiques et cliniques de Payen, Miahle, Schwann sur le chimisme stomacal et la composition du suc gastrique amenèrent à supposer que les préparations ferrugineuses se transformaient dans le milieu chlorhydrique stomacal en protochlorure de fer, d'où l'idée en apparence rationnelle d'administrer le fer sous forme de protochlorure.

Quand cette conception fut reconnue fausse, on préconisa les sels de fer à acides organiques, supposant que l'acide organique détruit par oxydation laissait le fer sous une forme plus facilement assimilable.

Les auteurs qui considèrent surtout le fer comme une « oxydase », comme un vecteur d'oxygène donnent la préférence aux sels ferreux et en particulier au crénate de fer qui semble posséder cette propriété au maximum.

Les travaux relatifs à l'action synergique de l'arsenic et du fer, le premier agissant comme stimulant de la multiplication cellulaire, le second comme hémoglobinogène, ont fait préférer les associations arsenico-ferrugineuses.

Sous l'influence des idées de Bunge qui niait, après Cl. Bernard, l'absorption du fer médicamenteux, mais admettait celle du fer qui se trouve dans les aliments à l'état organique, la vogue est venue aux composés ferrugineux organiques naturels : hémoglobine, hémazone, hématogène, nucléinate de fer.

Et notre énumération est loin d'être complète, les uns sont guidés dans leur choix par la teneur ferrugineuse de la préparation (Gübler), les autres par sa solubilité (Rabuteau), par son insolubilité (Soulier), par son degré d'astringence, etc.

Devant ces argumentations, ces affirmations souvent contradictoires, l'option est difficile, l'éclectisme paraît le plus sage.

Chaque auteur défend sa préparation préférée avec une conviction telle et avec un tel renfort d'observations et de numérations, qu'il est difficile de ne pas admettre l'efficacité possible du produit considéré au moins dans un certain nombre de cas.

L'observation journalière montre à tout clinicien des cas où la préparation ferrugineuse qu'il a l'habitude d'employer avec succès, échoue pitoyablement, alors que telle autre qu'il tient en médiocre estime, réussit à merveille.

La raison de ces faits contradictoires, en apparence déconcertants, tient probablement à ceci que la pharmaco-dynamie précise, rigoureuse, de la plupart des préparations ferrugineuses nous est aussi insuffisamment connue que le mécanisme pathogénique exact de la majorité des cas cliniques qui nous en apparaissent justiciables.

Il existe quelques affections et quelques préparations dont la connaissance nous est suffisante pour que nous puissions appliquer les unes aux autres avec apparence de logique; le plus souvent l'empirisme est notre seul guide. L'étude des préparations ferrugineuses en usage ne peut guère être, à l'heure actuelle, qu'une énumération empirique et ne peut nullement prétendre constituer un guide méthodique et sûr; nous connaissons quelques règles particulières qui peuvent guider dans le choix de telle préparation, dans tel cas particulier, nous ne connaissons pas de loi générale qui permette de grouper rationnellement, de classer en bonnes et en mauvaises les préparations ferrugineuses.

## *Principales préparations ferrugineuses.*

Au point de vue de l'administration, les préparations ferrugineuses peuvent se diviser en solubles et insolubles.

Les Allemands et Soulier donnent la préférence aux préparations insolubles parce qu'elles seraient mieux supportées par l'estomac et mieux absorbées.

Rabuteau et Hayem préfèrent les protosels ou sels ferreux solubles ou facilement solubilisés par le suc gastrique : protochlorure ferreux, proto-iodure, lactate de fer et surtout protoxalate de fer.

*
* *

Les *principales préparations insolubles sont :*

La *limaille de fer porphyrisée*, de moins en moins employée ; elle renferme le plus souvent du soufre et produit des éructations nidoreuses. Dose : o gr. o5 à o gr. 5o par jour. On pourrait prescrire :

| | |
|---|---|
| Limaille de fer . . . . . . . . . . . | āā o gr. 20 |
| Poudre de rhubarbe. . . . . . . . . . | |
| » noix vomique. . . . . . . . . . | o gr. o1 |

Pour un paquet à prendre avant le repas dans un verre de boisson.

Le *fer réduit par l'hydrogène*, aussi peu recommandable que le précédent, s'emploie aux mêmes doses. Les tablettes de chocolat ferrugineux de Quévenne renferment o gr. 20 de fer réduit.

Le *carbonate de fer*. On emploie surtout le protocarbonate ferreux ou sous-carbonate de fer (safran de Mars apéritif). Il sera bon de l'associer à la rhubarbe.

| | |
|---|---|
| Sous-carbonate de fer . . . . . . . . . | āā o gr. 10 |
| Poudre de rhubarbe . . . . . . . . . | |

F. s. pour une pilule, 1 à 5 par jour.

Les pilules de Blaud et de Vallet renferment environ o gr. 10 de carbonate de fer, on les emploie à la dose quotidienne de 1 à 5. Elles sont très employées en Allemagne.

Le *protoxalate de fer* est le sel préféré de Hayem. Il est insoluble dans l'eau, mais facilement solubilisé par le suc gastrique. On en prescrira au début o gr. 10 en poudre, associé ou non à de la poudre de rhubarbe, au commencement de chaque repas. Si cette dose est bien supportée, on la portera successivement à o gr. 3o, o gr. 4o, dose maxima.

Au besoin, un peu de limonade chlorhydrique, après le repas facilitera la tolérance stomacale et l'absorption.

On pourrait aussi l'associer à l'aloès.

| | | |
|---|---|---|
| Protoxalate de fer. . . . . . . . . . | } | ââ o gr. 10 |
| Aloès . . . . . . . . . . . . . . . . . | } | |

Pour un cachet à prendre au commencement du repas.

*
* *

Les *préparations solubles* sont préférées en France. Nous ne mentionnerons que les principales :

Le *protochlorure de fer*, la meilleure préparation ferrugineuse pour Rabuteau qui croyait à son absorption en nature. La dose quotidienne est de o gr. 10 à o gr. 20. Les dragées de Rabuteau en renferment o gr. 02.

Le *perchlorure de fer* peut s'employer, surtout dans les hémorragies, à la dose quotidienne de 5 à 40 gouttes dans de l'eau sucrée ou dans un mucilage. La liqueur de Bestucheff associe le perchlorure de fer et la liqueur d'Hoffmann.

| | |
|---|---|
| Perchlorure de fer. . . . . . . . . . . | 1 partie |
| Liqueur d'Hoffmann. . . . . . . . . . | 7 » |

5 à 10 grammes dans une potion ou un véhicule quelconque.

Le *protoiodure de fer* est un médicament précieux par sa solubilité, sa richesse en fer, sa facile digestibilité, son assimilation facile : la substance à laquelle il est combiné n'est pas indifférente, l'iode, outre son action propre sur les cellules lymphatiques et sur la nutrition générale, décuple l'action du fer grâce à son action vaso-dilatatrice qui rend plus intime l'imprégnation des éléments cellulaires par le principe actif. De fait, il est plus particulièrement recommandable dans les chloro-anémies qui accompagnent la scrofule et les tuberculoses turpides. Malheureusement il est altérable à l'air.

Le sirop d'iodure de fer du Codex renferme o gr. 10 par cuiller à soupe, il s'emploie à la dose de 2 à 4 par jour. Il peut s'employer en pilules de 2 à 10 centigrammes.

Le *lactate de fer* est une bonne préparation qui s'emploie à la dose quotidienne de 0 gr. 10 à 0 gr. 40.

| | |
|---|---|
| Lactate de fer . . . . . . . . . . . | 0 gr. 10 |
| Extrait de belladone . . . . . . . . . | cinq milligrammes |
| » de gentiane . . . . . . . . . | Q. S. |

Pour une pilule en prendre 4 par jour.

Le *cacodylate de fer*, le dernier né de cette série, en est peut être le plus actif. (V. association). Il s'emploie tant par la voie digestive que par la voie sous-cutanée à la dose de 0 gr. 15 à 0 gr. 25. Mais il est quelquefois mal toléré par l'estomac.

M. Albert Robin a proposé le *glycéro-phosphate de fer* en pilules à la dose de 0 gr. 10 à 0 gr. 20 par jour. Il formule :

| | |
|---|---|
| Glycéro phosphate de fer. . . . . . } | āā 0 gr. 05 |
| Poudre de rhubarbe . . . . . . . . . } | |
| Extrait de quinquina. . . . . . . . . | Q. S. |

Pour une pilule 2 à 4 p. jour. Au milieu des repas.

Les *albuminates et les peptonates de fer* ont été fabriqués en partant de cette idée que le fer est absorbé sous forme de peptonate de fer. Quelle que soit la valeur de cette affirmation théorique, le peptonate de fer donne souvent dans la pratique d'excellents résultats ; il s'emploie à la dose moyenne de 20 à 30 gouttes.

Les *nucléinates de fer* paraissent appelés à un brillant avenir.

Il existe enfin de nombreuses préparations extraites du sang : *hémoglobine*, *hémogallol*, *hématine*, *hémazone*, etc., qui se sont jusqu'ici peu acclimatées en France, et sur la valeur clinique desquelles il est encore difficile de se prononcer.

Malgré quelques essais isolés d'injections hypodermiques de sels de fer, pour lesquelles on a surtout employé le citrate de fer, le tartrate ferrico-potassique, le salicylate de fer, cette méthode n'avait aucune chance de se généraliser quand la découverte du *cacodylate de fer* a fait pressentir, à ce point de vue, une extension très grande. Il a déjà été largement employé et avec succès, à la dose quotidienne de o gr. 15 à o gr. 25, soit l'injection sous-cutanée de 5 à 8 centimètres cubes d'une solution titrée à o gr. o3 par centimètre cube. Mais il faut savoir que ces piqûres sont quelquefois douloureuses.

Les injections hypodermiques sont appelées à rendre les plus grands services chez les anémiques dyspeptiques, chez lesquels l'administration du fer par voie stomacale est impossible. A ce propos, rappelons en passant que l'estomac des anémiques comme celui des tuberculeux, doit être entouré de soins pieux et qu'*avant toute médication martiale, il convient d'améliorer, sinon de guérir la dyspepsie, dont toutes les chloro-anémiques sont atteintes. L'oubli de ce précepte est peut-être la cause d'échec la plus fréquente de la médication ferrugineuse.*

*
* *

Mentionnons, pour terminer, les principales eaux ferrugineuses. On peut schématiquement les répartir en trois groupes :

1° Les *eaux bicarbonatées*, digestives, reconstituantes, indiquées surtout dans les chloro-anémies, dans les dyspepsies avec dénutrition : Bussang, Orezza, Renlaigue, Spa, Pyrmont, Saint-Moritz, Lamalou.

2° Les *eaux sulfatées,* apéritives, styptiques, toniques, hémostatiques, sédatives, qui resserrent les capillaires et diminuent dans une certaine mesure la calorification ; elles conviennent surtout dans les purpura, les atonies viscérales, les cachexies, etc. : Saint-Christian (Basses-Pyrénées), Auteuil, Passy.

3° Les *eaux crénatées*, véritables oxydases, vectrices d'oxygène qui accélèrent les oxydations tout en ayant un rôle hématogène marqué, elles conviennent surtout dans la chlorose de la puberté. Elles sont réprésentées par les eaux de *Forges*.

## ASSOCIATIONS FERRUGINEUSES

***L'association de l'arsenic et du fer est rationnelle et fructueuse:***

Il semble que *l'association thérapeutique de l'arsenic et du fer* aurait dû tenter les thérapeutes et qu'on pouvait attendre de merveilleux effets de l'administration simultanée du « roi des toniques » et du « roi des reconstituants ». Or jusqu'à ces années dernières les tentatives avaient été rares et cette association était peu entrée dans la pratique courante. Les travaux récents sur les cacodylates ont secoué quelque peu cette quasi-indifférence. Il faut bien dire cependant que l'arseniate de fer avait été dès longtemps recommandé par les dermatologistes, par Biett entre autres, et que l'école italienne avait de façon récente préconisé les injections hypodermiques de ce même sel.

Cette association si heureuse, si rationnelle, si efficace peut être réalisée de façons diverses.

*
*

On peut, et c'est une excellente technique, pratiquer *l'emploi alternatif d'une préparation arsenicale et d'une préparation ferrugineuse*. L'intolérance que provoque souvent l'administration simultanée des deux médicaments n'a pas le temps de s'établir et le malade cumule l'effet des deux médications, l'arsenic préparant en quelque sorte l'action du fer. Nous avons obtenu d'excellents effets de l'admistration alternative de protoxalate un mois et d'eau de la Bourboule l'autre mois ; ou inversement d'une solution d'arseniate de soude et d'eau d'Orezza.

*
* *

Il est une préparation qui nous a donné les meilleurs résultats (c'est notre maître Roger qui nous en apprit l'emploi) nous voulons parler du *mélange à parties égales de teinture de Mars et de liqueur de Fowler*. M. Roger doit bien se souvenir d'une pauvre malade viennoise atteinte d'anémie pernicieuse et qui après avoir parcouru l'Europe, était venue à Paris consulter le professeur Hayem. Epuisée, mourante, elle échoua dans son service de la maison Dubois ; la préparation sus-indiquée administrée à dose progressive fit merveille, contrairement à toute attente, il faut bien l'avouer. Depuis nous l'avons employée presque toujours avec succès dans la plupart des chloro-anémies, même tuberculeuses, sans jamais en avoir d'inconvénients graves. Dans de très rares cas, 1 fois sur 12 en moyenne, nous avons constaté un léger degré d'intolérance gastrique qui s'accusa dès les premiers jours du traitement que nous nous sommes toujours fait une règle d'interrompre dans ces cas. Nous l'administrons à doses progressives de 4 à 30 gouttes fractionnées en deux fois : au repas du matin et à celui de midi, au milieu desdits repas dans un verre de liquide, de bière de préférence. Sous son influence combinée, cela va sans dire, au repos et à une alimentation rationnelle l'appétit revenait vite, le nombre des globules augmentait rapidement, leur teneur en hémoglobine s'élevait et on assistait à la disparition graduelle et généralement rapide des souffles vasculaires, de l'essoufflement et des divers signes fonctionnels de cette affection.

Peut-être, conformément au conseil de Soulier, conviendrait-il, vu le dosage non exact de la teinture de Mars, de remplacer ce mélange sus-indiqué par le mélange suivant :

| | |
|---|---|
| Tartrate de fer et de potasse en paillettes. . . . . . . . . . . . . . . | ââ 10 grammes |
| Liqueur de Fovler. . . . . . . . . . | |

Dissolvez, filtrez et conservez en flacons bouchés à l'émeri.

*
* *

Les Italiens ont expérimenté assez longuement la médication arsenico-ferrugineuse le plus souvent sous forme d'injections hypodermiques, voire intraveineuses d'*arseniate de fer* citro-sodique.

Nous-même, en 1898, avons expérimenté l'arseniate ferreux par la voie buccale et en avons obtenu d'appréciables résultats.

Mais il est bien certain que l'arseniate de fer, au point de vue de l'association qui nous occupe, est passible d'une grave objection, sa teneur en fer est un peu plus faible que sa teneur en acide arsénieux, en sorte que l'on en est réduit sous peine d'intoxication arsenicale à donner quelques milligrammes de fer, et que de ce fait son administration ne peut pas être considérée comme une médication ferrugineuse.

L'apparition de l'acide cacodylique en thérapeutique a permis de réaliser de façon plus rationnelle cette association par la préparation de *cacodylate de fer*.

Le cacodylate ferrique contient environ 45 p. 100 d'oxyde de fer et 32 p. 100 d'arsenic, il est parfaitement soluble dans l'eau et se prête également à l'administration buccale et a l'injection hypodermique, ce dernier mode d'administration étant d'ailleurs très supérieur au précédent.

Les injections hypodermiques ne donnent lieu à aucun accident général, les douleurs qu'elles provoquent sont le plus souvent minimes. Les solutions de choix seront titrées de deux à cinq centigrammes de cacodylate ferrique, par centimètre cube. On pourrait sans inconvénient injecter de cinq à vingt centigrammes de cacodylate ferrique contenant trois à neuf centigrammmes de fer.

La voie digestive, voie de pis aller, sera adoptée quand les malades ne pourront ou ne voudront pas s'astreindre à la médication hypodermique. Elle ne donne lieu qu'exceptionnellement à des douleurs stomacales qui en contre-indiquent l'emploi. Les doses quotidiennes seront de même 5 à 20 centigrammes.

Sous l'influence de cette médication on voit assez rapidement, comme avec les modes d'association sus-énoncées : augmenter le nombre des globules rouges, leur teneur en hémoglobine, disparaître les souffles vasculaires de la chlorose et de l'anémie.

Elle trouve son indication dans la chlorose, les chloro-anémies, les chloro-anémies tuberculeuses, l'anémie pernicieuse progressive, etc.

* * *

En somme on peut conclure.

1° Que l'association thérapeutique de l'arsenic et du fer est rationnelle et justifiée par l'expérimentation et la clinique ;

2° Qu'elle est particulièrement indiquée dans la plupart des chloro-anémies, en particulier dans les formes graves voisines de l'anémie pernicieuse avec destruction rapide des globules, dans les tuberculoses torpides, apyrétiques et dans les formes ganglionnaires ;

3° Que les modes de réalisation de choix de cette association nous paraissent être l'administration alternative mensuelle d'une préparation arsenicale et d'une préparation ferrugineuse (liqueur de Fowler, eau d'Orezza, protoxalate de fer, eau de la Bourboule) ; l'administration d'un mélange à parties égales de teinture de Mars et de liqueur de Fowler ; l'administration de cacodylate de fer.

### *Associations ferrugineuses toniques.*

Il est d'autres associations ferrugineuses possibles et utiles, telles celles avec *le quinquina, les phosphates, les hypophosphites de chaux, les iodures* dont l'action est dans une certaine mesure synergique de l'action du fer. Chez les enfants chétifs, scrofuleux, anémiques, on tire souvent bénéfice de la préparation suivante :

| | |
|---|---|
| Sirop d'iodure de fer. . . . . . . . . | ââ |
| Sirop de lacto-phosphate de chaux. . . | |
| Sirop de quinquina . . . . . . . . . | |

à la dose d'une cuillère à dessert au milieu de chaque repas; nous en alternons d'ordinaire l'emploi avec celui du sirop iodo-tannique, de l'huile de foie de morue ou d'un succédané de cette dernière drogue.

Huchard formule les pilules suivantes toniques, apéritives, hématogènes :

| | |
|---|---|
| Tartrate ferrico-potassique. . . . . | ââ 5 grammes |
| Extrait de quinquina. . . . . . . . . | |
| Extrait de rhubarbe . . . . . . . . . | |
| Extrait de gentiane . . . . . . . . . | |
| Noix vomique (poudre de) . . . . . . | o gr. 5o |
| Glycérine. . . . . . . . . . . . . . . | Q. S. |
| Anis . . . . . . . . . . . . . . . . . | X gouttes |

Pour 100 pilules en prendre 2 à chaque repas.

pour 100 pilules, en prendre 2 à chaque repas.

Il est en revanche d'autres associations, presque classiques, et qu'il faut absolument déconseiller. Une formule que l'on rencontre dans quelques ouvrages est la suivante :

| | |
|---|---|
| Teinture de noix vomique. . . . . . | ââ |
| Teinture de mars tartrisée . . . . . | |

mêlez, prendre 20 gouttes au commencement des principaux repas. Elle est cependant détestable, car ledit mélange se traduit pratiquement par un magma innommable. Et ce fait devait être prévu, car la teinture de Mars tartarisée est une solution aqueuse de tartrate ferrico-potassique à peu près insoluble dans l'alcool, la teinture de noix vomique est au contraire préparée avec de l'alcool à 80°, du mélange résulte donc la précipitation du sel de fer. La confusiou s'est sans doute produite par suite de l'impropriété du mot « teinture de Mars », le mot teinture étant en pharmacie ordinairement appliqué à des solutions alcooliques ; il serait peut être mieux d'adopter la terminologie « solution de Mars tartarisée ».

Si l'association précédente (strychnine et fer) paraît utile à quelques cliniciens, il faudra ou bien adopter une autre formule, celle précédemment indiquée, de Huchard par exemple, ou ce qui sera plus pratique, prescrire séparément les deux teintures.

### *Associations correctives, laxatives et digestives.*

A côté de ces associations synergiques, il est des *associations correctives* non moins recommandables. C'est ainsi qu'un des effets secondaires du fer est la constipation, on se trouve donc bien d'en corriger l'effet par l'association d'une substance laxative.

Si l'on prescrit du protoxalate de fer par exemple, on l'associe à de la magnésie calcinée ou à de la poudre de rhubarbe :

| | |
|---|---|
| Protoxalate de fer . . . . . . . . . . | ââ o gr. 15 |
| Magnésie calcinée . . . . . . . . . . | |

Pour un cachet.

ou

| | |
|---|---|
| Protoxalate de fer . . . . . . . . . . | ââ o gr. 15 |
| Poudre de rhubarbe . . . . . . . . . | |

Pour un cachet.

Le fer déterminant assez facilement la dyspepsie on pourra essayer d'en corriger les effets en l'associant à la quassine, au colombo, à la cascara, à la belladone suivant l'indication à remplir.

Un *véritable adjuvant du protoxalate de fer est l'acide chlorhydrique* qui en facilite singulièrement l'absorption. On pourra prescrire :

Solution chlorhydrique au centième : 300 centimètres cubes.

Une cuillerée à soupe dans un quart de verre d'eau sucrée une demi-heure après chacun des repas où le fer a été donné.

## *Incompatibilité du fer.*

Rappelons en terminant l'*incompatibilité chimique entre les sels de fer en solution* et le tannin ou les substances qui en contiennent (quinquina, cachou), les alcalis et leurs carbonates qui ne doivent pas être présents en même temps que les solutions ferrugineuses qu'ils précipitent. Mais d'une part cette réaction est à peu près nulle dans les sirops, ce qui nous a permis de réaliser plus haut cette association et enfin M. Patein a montré qu'on peut prévenir l'incompatibilité des sels de fer et du tannin du quinquina : le citrate de fer et l'extrait de quinquina donnent un précipité de tannate de fer qui disparaît par l'addition d'un peu de glycérine.

# IODURES

## POURQUOI IL FAUT ADMINISTRER LES IODURES ET A QUELS ACCIDENTS ILS PEUVENT DONNER LIEU

L'iodure de potassium est avant tout un médicament artériel *vaso-dilatateur, dépresseur de la tension artérielle ;* il desserre le frein circulatoire périphérique.

C'est là son action primaire, les autres en dérivent : abaissant la tension sanguine, il se comporte comme un *agent de soulagement du cœur,* dont il facilite le travail par la diminution consécutive des obstacles périphériques, en même temps qu'il en favorise la nutrition par la dilatation des coronaires.

Il active de ce fait la circulation périphérique et les circulations viscérales. Il est donc peu d'organes qui, dans de certaines conditions, ne pourront bénéficier de son action hypérémiante et résolutive ; la *respiration et la nutrition générale seront, en particulier, très impressionnées.*

Si l'on ajoute une action évidente, quoique imparfaitement connue quant à son mécanisme, dans la *syphilis,* on s'expliquera presque que « dans tous les cas où on ne sait que faire, on prescrive l'iodure de potassium » (Nothnagel et Rossbach). C'est en tous cas un des médicaments dont l'indication est la plus fréquente.

***L'iodure de potassium est vaso-dilatateur, dépresseur de la tension artérielle.***

Son *action cardio-vasculaire* est, nous l'avons dit, fondamentale.

D'après Germain Sée et Lapicque, elle s'exercerait en deux périodes : dans une première période, dite phase de l'alcali, le cœur s'accélère, la pression s'élève : il y a vaso-constriction. Dans une deuxième période, dite phase de l'iode, il y a vaso-dilatation et abaissement de pression. Quoi qu'il en soit de ces propositions discutables et discutées, l'*iodure de potassium abaisse la tension artérielle.*

La dilatation des vaisseaux, la vaso-dilatation, a de nombreuses conséquences : le frein circulatoire périphérique se trouve de ce fait relâché, il y a *soulagement du cœur ;* les circulations viscérales et périphériques sont activées, ou du moins les éléments cellulaires sont plus largement imprégnés de sang, il y a *hyperémie ;* consécutivement à cette dernière action, la *nutrition des tissus et des organes est favorisée,* d'où hyperfonction, hypersécrétion, résolution plus facile des exsudats, imprégnation plus intime des tissus par les médicaments donnés en même temps que l'iodure.

L'*action quasi-élective de l'iodure sur les parois artérielles,* action antisclérosante, n'est elle-même vraisemblablement qu'une conséquence des actions précédentes :

Par la vaso-dilatation et l'abaissement de la tension artérielle, les fibres artérielles sont « soulagées ». Cette action est d'autant plus vraisemblable que, pour Huchard, l'élévation de la tension artérielle est le fait primitif, l'artériosclérose, le fait secondaire.

Par la dilatation des vasa-vasorum, il y a nutrition plus active des parois artérielles qui sont ainsi régénérées.

De tout ceci, résulte comme *action globale* que, par un mécanisme tout différent, l'iodure de potassium, de même que la digitale, produit une *régulation de toute la circulation*, un soulagement du cœur et des vaisseaux, une excitation de la circulation viscérale et périphérique, une stimulation de la nutrition générale.

### *Action sur la respiration.*

L'*action sur les fonctions respiratoires* dérive de même de l'action cardio-vasculaire.

La *circulation pulmonaire est activée*, d'où hématose plus parfaite, augmentation des échanges gazeux, résolution des stases veineuses ou des indurations pulmonaires.

L'hyperémie bronchique détermine l'hyperfonction glandulaire, d'où *hypersécrétion bronchique*, et comme conséquences la facilité plus grande de l'expectoration, le désencombrement des bronches, qui concourt avec la stimulation de la circulation pulmonaire à rendre l'hématose plus parfaite, à « désasphyxier » le malade, d'où son utilité dans l'asthme.

### *Action sur la nutrition.*

L'*action sur la nutrition* est moins connue. L'accord des auteurs est, en tous cas, loin d'être fait. En pratique, on peut admettre qu'à faibles doses (o gr. 25 à o gr. 50), l'iodure stimule la nutrition et la régularise, d'où, dans certains cas, engraissement, et qu'à fortes doses (2 grammes et au-dessus), l'iodure exagère la nutrition et détermine l'amaigrissement. Il est à remarquer, d'ailleurs, que la plupart des auteurs admettent l'existence d'un iodisme chronique caractérisé, outre les phénomènes nerveux (agitation, insomnie, palpitations), par l'amaigrissement rapide et progressif, l'exagération quasi-boulimique de l'appétit.

Les analyses de Rabuteau, constatant la diminution de l'urée urinaire après l'administration de l'iodure ne suffisent pas pour infirmer ces faits cliniques.

## *Les accidents iodiques sont de nature hypérémique.*

A doses exagérées ou même minimes, chez certains individus, l'iodure donne lieu à des phénomènes toxiques dits phénomènes d'*iodisme*, qu'il faut bien connaître pour cesser à temps l'emploi du médicament et éviter ainsi des accidents graves, mortels parfois.

Le mécanisme de ces accidents se résume en un mot : *hyperémie* avec tous ses degrés et toutes ses conséquences, depuis le larmoiement et le coryza par catarrhe hyperémique ou nasal jusqu'au purpura.

*
* *

Les manifestations iodiques les plus fréquentes atteignent l'*appareil respiratoire*.

Le *catarrhe oculo-nasal*, caractérisé par le larmoiement et le coryza avec céphalalgie naso-frontale inconstante, est l'accident le plus habituel. Il sera bon de prévenir le malade de la possibilité de cette manifestation, qui ne constituera une contre-indication à l'emploi de l'iodure que si elle est très accentuée.

Le *catarrhe bronchique*, beaucoup plus rare, se manifeste par la toux et l'expectoration. C'est une manifestation que l'on recherche parfois dans une certaine mesure, dans l'asthme par exemple. Elle n'en sera pas moins à surveiller de très près à cause de la possibilité de la congestion et de l'œdème. L'hémoptysie a été notée.

L'*œdème glottique* avec sa douleur localisée, son tirage, sa dyspnée, est un des accidents les plus dramatiques et les plus graves de l'iodisme. Il a pu nécessiter la trachéotomie, il a quelquefois déterminé la mort. D'où le précepte de surveiller avec soin la gorge et le larynx des malades soumis à la médication iodurée et de ne la prescrire qu'avec la plus grande attention et sous la surveillance la plus étroite chez les malades atteints d'affections laryngées.

*
* *

Les *manifestations digestives* sont plus rares que les précédentes ; cependant, on note souvent de la sécheresse de la gorge par congestion du pharynx, de la salivation, des douleurs crampoïdes de l'estomac. L'anorexie, la diarrhée sont peu fréquentes.

*
* *

Les *manifestations nerveuses*, rares aussi, sont en rapport avec un certain degré de congestion encéphalique. La céphalalgie, l'insomnie, sont les plus fréquentes de ces manifestations. L'ivresse est rare. Quelques hémorragies cérébrales lui ont, avec vraisemblance, été imputées.

L'iodure de potassium ne devra être employé qu'avec prudence chez les pléthoriques, et d'une façon générale chez tous les prédisposés à l'hémorragie cérébrale.

*
* *

Comme *accidents cutanés*, on a surtout observé l'*acné iodique*, presque aussi fréquent que le catarrhe oculo-nasal ; à noter aussi le purpura, l'érythème, l'œdème cutané.

***L'insuffisance hépatique ou rénale commande la plus grande prudence dans l'administration de l'iodure.***

Il est à remarquer que si, conformément à ce qu'a observé Briquet, la *fréquence et la gravité des accidents iodiques vont croissant avec la dose d'iodure* administrée, il existe des *idiosyncrasies* telles qu'on a vu l'œdème de la glotte survenir après l'administration de 50 centigrammes d'iodure (Fournier). La perméabilité rénale semble jouer parfois le rôle prépondérant : un malade de Rendu atteint de néphrite interstitielle, est mort dans le coma après l'ingestion d'un gramme d'iodure. Les lésions hépatiques étendues commandent la même réserve.

Les règles pratiques suivantes doivent donc être formulées :

1° L'état des reins et du foie doit être soigneusement exploré chez tout malade soumis à la médication iodurée ;

2° Chez un malade dont l'élimination rénale semble normale, on ne devra jamais débuter par une dose quotidienne d'iodure supérieure à 2 grammes ;

3° La médication iodurée devra être suspendue à la constatation d'un accident iodique ou intense ou durable.

## COMMENT IL FAUT PRESCRIRE L'IODURE

Par son action artérielle vaso-dilatatrice, antisclérosante d'une part, avec toute la série des actions secondaires, — toni-cardiaque, résolutive, hyperémiante, fluidifiante, éliminatrice, etc., — par son action quasi-spécifique dans les périodes avancées de la syphilis, l'iodure de potassium est sans doute, de toutes les drogues usuelles, celle dont l'indication et, partant, l'administration, est la plus fréquente. Maniée avec prudence et perspicacité, elle donnera les résultats les plus brillants; donnée inconsidérément, elle conduira aux pires accidents; c'est donc une drogue qu'il faut avoir absolument en main. Elle rentre dans le groupe de la douzaine de substances avec lesquelles on pourrait, à la rigueur, faire presque toute, sinon toute sa thérapeutique.

*L'iodure administré doit être pratiquement pur.*

Il faut connaître les *caractères de l'iodure de potassium* chimiquement pur, ou mieux *pratiquement pur*, — c'est-à-dire de l'iodure dans lequel le coefficient d'impureté (4 p. 100) toléré par le Codex n'est pas dépassé, — car il semble bien que cette condition réduise au minimum les accidents d'iodisme parfois si redoutables. Nous devrons donc nous efforcer d'obtenir des pharmaciens qu'ils n'en fournissent que de cette qualité.

Pur, il se présente sous forme de cristaux cubiques et prismatiques très petits et très transparents; impur, les cristaux ont une couleur blanc mat.

Sa saveur est nettement métallique.

Les *impuretés* qu'on y rencontre le plus fréquemment sont : l'iode et les iodates, dont l'action est particulièrement fâcheuse sur les voies digestives, les chlorure et bromure de potassium, le carbonate de potasse. Leur recherche est l'œuvre des chimistes pharmaciens et non la nôtre; mais, cliniquement, nous avons à notre disposition un procédé simple d'apprécier sa pureté : *une solution aqueuse d'iodure de potassium pratiquement pur ne doit pas se troubler par l'addition d'acide acétique pur.*

Le médecin peut aussi, par une réaction facile, s'assurer que l'iodure est exempt de bromures et de chlorures ; il suffit de mettre dans un tube à essai l'iodure à examiner, cinq gouttes d'une solution de bichromate au dixième, cinq gouttes d'acide sulfurique et de chauffer : il se dégage des vapeurs violettes (iode), des vapeurs jaunes rougeâtres (brome et acide chloro-bromique) décelant les impuretés.

Il est *extrêmement soluble dans l'eau froide*, qui peut en dissoudre plus que son poids (1/25). Sa solubilité dans la glycérine est de 1 pour 2,5, dans l'alcool de 1 pour 18. Il est très avide d'eau, et par conséquent *déliquescent*, d'où la difficulté de conservation des pilules et des dragées.

Sa solution aqueuse jouit de la propriété remarquable de dissoudre de grandes quantités d'iode, dont la solubilité dans l'eau est quasi-nulle (1/5524); cette propriété est utilisée pour la préparation de diverses solutions, le réactif iodo-ioduré de Bouchardat entre autres :

| | |
|---|---|
| Iode . . . . . . . . . . . . . . . . . | 10 |
| Iodure de potassium. . . . . . . . . | 20 |
| Eau . . . . . . . . . . . . . . . . . | 500 |

### *Recherche des iodures dans les liquides organiques.*

Il est indispensable de savoir reconnaître la présence de l'iode ou des iodures, soit dans leurs solutions, soit dans les liquides organiques, dans l'urine en particulier. Le point est d'importance et peut donner des renseignements fort intéressants sur le début de l'élimination de l'iodure, — normalement quelques minutes après l'ingestion, — en faisant porter l'analyse sur des échantillons d'urine prélevés de dix en dix minutes après l'absorption.

Le procédé clinique est des plus simples. Il est basé sur ce fait que, *lorsqu'on ajoute à une solution d'empois d'amidon une solution aqueuse d'iode ou une solution d'iode dans l'iodure de potassium, on obtient une coloration bleu intense (iodure d'amidon);* cette coloration disparaît à chaud et reparaît à froid. A l'urine à examiner, on ajoutera donc quelques centimètres cubes d'une solution d'empois d'amidon, ou plus simplement quelques grains d'amidon; on ajoutera quelques gouttes d'eau de chlore ou une goutte d'acide nitrique fumant, qui mettra l'iode en liberté, et la présence de l'iode sera décelée par la réaction ci-dessus.

*Tout retard dans l'élimination commanderait la plus extrême prudence* dans l'administration, car la perméabilité rénale semble être un facteur capital dans la pathogénie des phénomènes d'iodisme. M. Rendu a rapporté à la Société médicale des hôpitaux, en 1885, un cas de coma et de mort après ingestion d'un gramme d'iodure chez un malade atteint de néphrite interstitielle. Nous avons assisté nous-même à la production de phénomènes d'iodisme grave — œdème de la glotte — après administration d'un gramme d'iodure dans un cas où l'administration antérieure du bleu de méthylène avait décelé un retard notable dans l'élimination.

Cette recherche de l'iodure dans l'urine pourra enfin permettre de *dépister les simulateurs*, qui trompent le médecin en lui disant absorber une solution d'iodure qu'ils jettent, et expliquera souvent ainsi des insuccès inexplicables.

On pourrait de même rechercher après filtration l'iodure dans la salive.

### *Voies d'administration.*

L'*absorption* par la *voie stomacale* est extrêmement rapide, car l'*élimination* commence dans l'urine quelques minutes, deux à cinq, après l'ingestion. La voie stomacale est à peu près uniquement employée, malgré ses inconvénients découlant surtout de la saveur désagréable de l'iodure et de son action souvent irritante sur les parois stomacales. On peut, d'ailleurs, éviter presque sûrement ce dernier inconvénient — action irritante stomacale — par l'emploi exclusif de l'iodure de bonne qualité. Cette action irritante est, en effet, principalement provoquée par l'iode et les iodates, impuretés habituelles de l'iodure; et, d'autre part, un mélange d'iodures et d'iodates est immédiatement détruit par l'acide chlorhydrique stomacal, avec mise en liberté d'une quantité appréciable d'iode. On pourrait essayer la *voie rectale* en cas d'impossibilité d'administration buccale. On emploierait, dans ce cas, des solutions très diluées, de façon à éviter l'action irritante sur les parois rectales. On pourrait prescrire :

| | |
|---|---|
| Laudanum de Sydenham . . . . . . . | II gouttes |
| Iodure de potassium. . . . . . . . . | 2 à 4 grammes |
| Eau distillée . . . . . . . . . . . . . | 200 » |

F. s. a. pour un lavement.

La *voie hypodermique* est rendue quasi-impossible du fait de la douleur.

## *Posologie.*

L'iodure est employé dans deux conditions assez différentes :

*A doses faibles*, soit o gr. 25 à 1 gramme, dans les cas où l'administration doit être longtemps prolongée et où l'indication est surtout tirée des propriétés vaso-dilatatrices du médicament, par exemple dans l'*artériosclérose*.

*A doses fortes*, soit 2 à 5 grammes, dans les cas où l'administration plus courte vise surtout la résolution plus ou moins rapide d'un exsudat morbide. Le type de cette indication est fourni par la syphilis à la période tertiaire.

Enfin, on l'emploie quelquefois à des *doses* que nous appellerons intentionnellement *exceptionnelles* de 5 à 10 grammes et plus, dans certains cas où, sous la menace d'accidents rapidement graves, il faut exercer une action extraordinairement vigoureuse. Certaines gommes cérébrales, certains anévrismes aortiques exigent l'emploi de ces doses massives.

Hors ce dernier cas, — de force majeure — où il faut savoir frapper fort, vite et juste, l'administration devra être dominée par les notions suivantes :

1° *Il existe, à l'égard de l'iodure, des différences considérables dans la tolérance*, certains individus ayant des accidents d'iodisme des plus graves avec des doses minimes, un gramme et même moins, d'autres tolérant sans l'ombre d'un malaise des doses considérables, 10, 12, 15 et même 20 grammes;

2° Le même individu tolère quelquefois une dose moyenne de 2 à 5 grammes, et a des accidents d'iodisme avec des doses faibles inférieures à un gramme; mais les statistiques de Briquet permettent d'affirmer que, *dans l'ensemble, la fréquence et la gravité des accidents d'iodisme sont proportionnelles à la dose employée;*

3° Il existe peu de signes valables pouvant faire pressentir ces idiosyncrasies individuelles. Cependant, *la perméabilité rénale*, sans être le facteur unique dans la pathogénie des accidents, *joue certainement un rôle important.* La plupart des cas graves d'iodisme se sont produits chez des individus dont les reins étaient malades. Les lésions hépatiques commandent aussi la prudence.

Ces notions entraînent les conclusions suivantes :

1° Il faut *examiner systématiquement, au point de vue de la perméabilité rénale, tout individu qui doit être soumis à la médication iodique :* rechercher les signes cliniques de l'insuffisance rénale, analyser au moins sommairement l'urine (recherche de l'albumine, du sucre, de l'urée, densité), faire si possible l'épreuve du bleu.

En cas de rein notoirement malade ou simplement suspect, s'abstenir ou commencer par des doses très faibles, 0 gr. 25 à 0 gr.50, et surveiller étroitement le malade les premiers jours.

2° En l'absence de lésions rénales cliniquement appréciables, et en l'absence de notions précises sur la tolérance du malade à l'égard de l'iodure, ne jamais dépasser 2 grammes comme dose quotidienne initiale.

### *Modes d'administration.*

La *préparation de choix* est la *solution aqueuse* rigoureusement titrée, au dixième, au vingtième ou au trentième, suivant les cas.

On formulera simplement :

| | |
|---|---|
| Iodure de potassium. . . . . . . . . . | 10, 20 ou 30 grammes |
| Eau distillée . . . . . . . . . . . . . | 300 grammes |

F. s. a. une solution.

Nous prescrivons assez volontiers la solution au dixième, parce que la cuiller à café correspond exactement à 0 gr. 50 d'iodure et que le dosage est ainsi très facile.

Le plus grand inconvénient de l'iodure — abstraction faite des accidents d'iodisme — est sa saveur si désagréable qui en rend la prise un véritable supplice pour certains malades. On s'est ingénié à en masquer la saveur, et les procédés les plus simples et les plus anciens sont relativement les meilleurs, qui consistent à le faire prendre au milieu du repas dans de la bière ou du rhum. On peut encore essayer de le prescrire avec du *sirop d'écorces d'oranges amères* :

| | |
|---|---|
| Iodure de potassium. . . . . . . . . . | 15 grammes |
| Sirop d'écorces d'oranges amères. . . | 300 » |

On a essayé aussi la *forme pilulaire*, mais la déliquescence des iodures en rend la conservation très difficile sous cette forme. Cependant, la formule de Barié est à recommander :

| | |
|---|---|
| Iodure de potassium. . . . . . . . . | 0 gr. 15 |
| Térébenthine de Bordeaux . . . . . . | 0 gr. 05 |
| Opium brut. . . . . . . . . . . . . . | 0 gr. 01 |

Pour une pilule.

Les pilules ou les dragées devront être conservées dans un flacon fermé par un bouchon à l'émeri, et même paraffiné si la conservation doit être longue.

Enfin, depuis quelques années, on a introduit dans la pharmacopée la forme granulée, et quelques-unes des préparations ont une réelle valeur.

Si l'on prescrit de hautes doses d'iodure, il sera prudent de ne pas les prolonger trop longtemps et surtout de surveiller étroitement le malade, car Huchard a décrit une véritable asystolie iodique provoquée par l'emploi prolongé de doses élevées. Enfin, l'usage du lait pendant et même en dehors des repas est à recommander à cause de son action diurétique pour favoriser l'élimination. Il semble aussi que, comme pour les bromures, la privation des chlorures — réalisé par exemple par le régime lacté — rende l'organisme plus tolérant à l'égard des iodures et en augmente l'action.

### *Les iodures chez les enfants.*

Nous pensons que *chez les enfants* — sous bénéfice des observations précédentes relatives à la nécessité d'une surveillance fréquente et du début par des doses très faibles — on peut admettre comme *dose maxima quotidienne, 0 gr. 40 à 0 gr. 50 par année d'âge*. Au surplus, comme pour la digitale, les enfants supportent en général fort bien l'iodure, sans doute à cause de l'intégrité habituelle de leurs viscères, du rein en particulier.

## LES ASSOCIATIONS IODURÉES

On peut, en associant l'iodure ou les iodures à une ou plusieurs autres drogues, se proposer l'un des buts suivants : 1° masquer la saveur si désagréable de l'iodure; 2° chercher à supprimer ou à atténuer les effets toxiques de ce médicament; 3° essayer de remplir par ladite association les indications physiologiques multiples répondant à un cas donné; 4° ou, suivant simplement les données de l'expérience clinique, de l'empirisme thérapeutique, formuler une association — telle l'iodure-mercure dans la syphilis — qui a pour elle la sanction des faits.

### *Moyens mis en œuvre pour masquer la saveur de l'iodure.*

Tous les *moyens mis en œuvre pour masquer la saveur de l'iodure* se sont montrés à peu près également inefficaces, et la pratique la plus recommandable à ce point de vue est encore l'administration d'une solution bien titrée, prise pendant le repas dans un peu de lait, de bière ou bien de rhum.

On pourra encore essayer comme véhicule le sirop d'écorces d'oranges amères — qui rend parfois l'iodure plus supportable.

On pourra enfin rechercher la forme pilulaire ou granulée, suivant les indications données précédemment.

### *Associations destinées à augmenter la tolérance de l'iodure.*

De même, toutes les *associations thérapeutiques employées pour augmenter la tolérance à l'iodure* ont échoué de façon quasi constante.

Une des dernières expériences thérapeutiques à ce sujet est celle d'Ehrlich qui a recommandé l'emploi de l'*acide sulfanilique* pour éviter les accidents d'iodisme. On le prescrirait de façon préventive, associé au bicarbonate de soude, à la dose de 2 à 6 grammes, pendant l'administration de l'iodure :

| | |
|---|---|
| Acide sulfanilique . . . . . . . . . . | ââ o gr. 50 |
| Bicarbonate de soude . . . . . . . . | |

Pour un cachet, en faire q. s. semblables.

En prendre 4 à 6 par jour, au moment des repas, pendant l'administration de l'iodure.

Huchard n'a pas confirmé les affirmations d'Ehrlich; il a en revanche indiqué l'association de l'iodure au *glycérophosphate* comme susceptible d'augmenter la tolérance iodique.

La *belladone* paraît plus efficace, au moins contre le

catarrhe naso-pharyngien, ce qu'elle doit à ses propriétés bien connues anexosmotiques, modératrices des sécrétions. Il y aurait, le cas échéant, avantage à lui substituer le sulfate d'atropine. On pourrait, de façon préventive, prescrire par exemple :

| | |
|---|---|
| Atropine . . . . . . . . . . . . . . . | 1 centigramme |
| Iodure de potassium. . . . . . . . . | 10 grammes |
| Eau distillée. . . . . . . . . . . . . . | 100 » |

Une cuiller à café renfermera 0 gr. 50 d'iodure et un demi milligramme d'atropine; on en prescrirait suivant le cas 1, 2, 3, 4 cuillers à café dans les vingt-quatre heures.

On pourrait aussi prescrire séparément l'iodure en solution, et l'atropine en granules de un demi-milligramme.

Mais il sera bon dans ces cas de surveiller aussi, avec soin, le malade au point de vue de la tolérance à la belladone, afin de ne pas tomber d'un mal dans un pire.

Le *bicarbonate de soude* ne peut qu'être recommandé pendant la médication iodurée, ne fût-ce que pour atténuer l'action irritante de l'iodure sur la paroi stomacale. A doses assez fortes, supérieures à 5 grammes, il peut rendre des services dans les cas d'iodisme grave.

Les *benzoates* rendent aussi quelques services.

La *levure de bière* nous a donné des résultats satisfaisants dans l'acné iodique. Nous avons pu, grâce à l'administration simultanée de la levure et de l'iodure, éviter ce désagrément à des malades chez lesquels l'administration antérieure de l'iodure l'avait toujours provoqué.

L'*antisepsie intestinale* par le *naphtol* et le *benzonaphtol*, semble comme pour les bromures, éviter dans une certaine mesure les accidents cutanés.

### *Associations thérapeutiques vraies.*

Si nous examinons maintenant les autres cas dans lesquels le clinicien peut chercher à réaliser une association médicamenteuse iodurée, on voit que cette association peut avoir deux buts : ou bien mettre à profit l'action vaso-dilatatrice hyperémiante de l'iodure pour rendre plus intime l'imprégnation des éléments cellulaires par la drogue associée, pour en renforcer l'action, ou bien réaliser véritablement une association thérapeutique remplissant physiologiquement les indications d'un cas donné. Dans le premier cas l'iodure n'intervient que comme *agent de renforcement;* dans le deuxième cas l'iodure agit véritablement de façon propre comme *agent associé*. A la vérité ces deux modes d'action sont le plus souvent combinés.

Ainsi, dans quelques cas d'*anémie avec tendance marquée à la dénutrition*, à la consomption, dans lesquels nous avions employé, avec un succès médiocre, soit l'arséniate, soit le cacodylate de soude, nous avons obtenu des résultats remarquables par la substitution aux formules primaires (arséniate de soude) des formules binaires (iodure arséniate, iodure méthyl-arsinate).

| | |
|---|---|
| Arséniate de soude. . . . . . . . . . . | dix centigrammes |
| Iodure de sodium . . . . . . . . . . . | 5 grammes |
| Eau distillée . . . . . . . . . . . . . | 100 » |

F. s. a.

Une cuiller à café renferme un demi centigramme d'arséniate, 5 centigrammes d'iodure. On en prescrira une ou deux dans les vingt-quatre heures.

| | |
|---|---|
| Méthyl-arsinate de soude. . . . . . . | cinquante centigrammes |
| Iodure de sodium . . . . . . . . . . | 5 grammes |
| Eau distillée . . . . . . . . . . . . . | 100 » |

Une cuiller à café renferme 2 centigrammes et demi ou 25 milligrammes de méthyl-arsinate et o gr. 25 centigrammes d'iodure. On en prescrira une à quatre dans les vingt-quatre heures.

Ici l'iodure n'intervient que comme *agent de renforcement.*

Prenons au contraire le cas d'une *cardiopathie au cours de l'artério-sclérose*, se manifestant par des signes de fatigue du myocarde avec tension artérielle élevée; il sera indiqué de stimuler le cœur sans influencer ou même en cherchant à abaisser la tension artérielle. On pourra résoudre ce problème en formulant :

| | |
|---|---|
| Sulfate de spartéine . . . . . . . . . | dix centigrammes |
| Iodure de potassium. . . . . . . . . . | 1 gramme |
| Julep gommeux . . . . . . . . . . . . | 80 » |
| Sirop d'écorces d'oranges amères. . . | 40 » |

F. s. a.

A prendre dans les vingt-quatre heures, par cuiller à soupe de deux heures en deux heures, et il pourra être utile de la renouveler plusieurs jours de suite. La spartéine stimulera le cœur sans influencer la pression artérielle; l'iodure de potassium exercera son action bien connue vaso-dilatatrice, dépressive de la tension artérielle; les deux indications physiologiques seront remplies.

L'iodure sera intervenu comme *agent associé*.

Il serait facile d'en multiplier les exemples.

Au contraire il y aura lieu d'éviter de donner du calomel du moins à forte dose, à un malade soumis à la médication iodurée car il pourrait y avoir formation d'iodure de mercure très irritant et très toxique; à plus forte raison n'associera-t-on pas dans une formule quelconque l'iodure de potassium et le calomel.

### *Association iodo-hydrargyrique.*

Mentionnons enfin pour finir l'association iodurée la plus célèbre, l'*association iodo-hydrargyrique* véritable spécifique des périodes avancées secondo-tertiaires et tertiaires de la syphilis, nous parlerons plus longuement de cette association à l'occasion des associations mercurielles. (Voir mercure).

# MERCURE

## QUAND ET POURQUOI IL FAUT ADMINISTRER LE MERCURE

*Difficultés du problème.*

Nous nous bornerons dans cette étude à rappeler le *rôle du mercure dans la médication antisyphilitique*, les autres indications possibles étant de peu d'importance en comparaison de celle-là. Et cette seule étude même, pour être poussée à fond, nécessiterait des développements qui ne seraient pas de mise ici ; il nous suffira d'exposer succinctement les théories et les pratiques les plus généralement acceptées.

L'état actuel de la question du traitement mercuriel de la syphilis a d'ailleurs fait l'objet d'une étude d'une grande sagacité de la part de M. le D$^{r}$ Ducastel, dans le Traité de thérapeutique de Robin, nous y ferons des emprunts d'autant plus larges que comme le fait remarquer cet auteur, aucune question n'est plus difficile à trancher que celle de savoir s'il existe « une méthode de traitement qui conduise plus sûrement, plus rapidement que les autres à l'extinction de la syphilis », car la marche de la syphilis est extraordinairement capricieuse, le présent n'est en rien le miroir de l'avenir, et il en résulte qu'il est, scientifiquement parlant, des plus difficiles d'apprécier avec quelque rigueur l'influence de tel ou tel traitement sur la marche générale, sur la bénignité ou la gravité globale d'une maladie aussi déconcertante.

Une expérience longtemps, très longtemps prolongée peut seule jeter quelque lueur dans ces obscurités, ce qui oblige à tenir un compte plus grand qu'ailleurs des « opinions autorisées » auxquelles tout esprit vraiment scientifique ne doit jamais accorder qu'une créance limitée, subordonnée à son expérience, à sa vérification personnelle. Ici d'ailleurs, ces autorités sont assez divergentes quant aux faits et quant à leur interprétation pour que le jugement individuel conserve une grande latitude.

### *Le mercure est-il utile dans le traitement antisyphilitique ?*

*La question est aujourd'hui résolument tranchée dans le sens de l'affirmative;* et si faible que soit l'expérience personnelle du médecin en matière de syphilis, l'action curative du mercure contre les accidents syphilitiques existants est trop évidente, trop démonstrative, pour qu'elle ne suffise pas à la trancher. Les antimercurialistes sont à l'heure actuelle très peu nombreux, mais l'argument du nombre serait sans valeur s'ils apportaient des raisons sérieuses à l'appui de leur thèse qui se réduit en dernière analyse à la constatation d'un certain nombre de cas de syphilis non traitées par le mercure et qui n'ont pas paru aggravées. Le fait est incontestable, mais il est incontestable aussi que le plus grand nombre des syphilitiques non traités (V. Statistiques de Diday) ont des accidents dont la durée et la gravité sont singulièrement diminuées par l'emploi judicieux du mercure et cela suffit à en légitimer l'usage. Il ne faut voir dans cette opinion de moins en moins répandue qu'une réaction exagérée contre les abus d'une mercurialisation à outrance qui a peut-être fait jadis autant de victimes que la syphilis même.

### *Quand convient-il d'administrer le mercure dans la syphilis?*

Ici nous laissons la parole à M. Ducastel (*loco citato*) : « Il est un fait dans la direction du traitement sur lequel tous les syphiligraphes (mercurialistes) sont d'accord : *au moment où des accidents syphilitiques éclatent, il faut traiter le malade ;* il faut le traiter avec énergie, ne pas se contenter de donner des doses insignifiantes de mercure ou d'iodure ; il faut suspendre de temps à autre l'administration du médicament qui a pour résultat d'amener l'accoutumance à la suite de laquelle mercure et iodure ne semblent plus exercer une action utile sur le malade. *Le degré d'utilité du traitement dans les périodes de silence de la maladie est encore sujet à discussion, et l'incertitude qui règne sur ce degré d'utilité est l'origine de la division des médecins en deux camps : mercurialistes intensifs et mercurialistes atténués* » *ou mieux systématiques et opportunistes.* On ne saurait exposer plus clairement l'état actuel de la question.

### *Mercurialistes systématiques.*

*La médication mercurielle intensive prolongée, systématique, préventive ou supposée telle* est surtout préconisée par le professeur Fournier qui l'a exposée bien souvent.

Le traitement de la syphilis, dit-il, doit être prolongé, presque chronique, pour être suffisant, c'est-à-dire préventif.

« Je suis d'avis que la première intervention du mercure, au seuil même de la diathèse, soit une intervention énergique et énergique à un double point de vue, à savoir : d'une part comme intensité thérapeutique et d'autre part comme durée.

« Donc : 1° Dans un premier traitement je prescris le mercure à bonnes doses, soit, pour un sujet adulte, homme,

10 centigrammes de protoiodure quotidiennement, voire davantage, si je vois le remède absolument bien toléré.

« 2° Je prolonge ce traitement six semaines au minimum. J'accorde alors au malade un répit de quelques semaines. Puis je reprends le traitement sur le même pied pour six semaines.

« En sorte que je place au seuil de la diathèse un traitement d'au moins trois mois coupé par un entr'acte assez court. Il y a grande importance, je crois, qu'au cours des traitements intermittents, le mercure soit donné à doses véritablement thérapeutiques, c'est-à-dire susceptibles d'exercer sur la maladie une action sincèrement efficace. A des doses moindres (5 centigrammes et moins) le traitement mercuriel n'est plus un traitement mercuriel ; il devient une sorte d'expectation déguisée sous le masque d'une intervention presque inerte.

« Au delà (c'est-à-dire après le troisième mois), après la première période de suspension, quoi qu'il soit advenu, c'est-à-dire que le malade ait éprouvé de nouveaux accidents ou qu'il soit resté indemne, la médication sera reprise systématiquement. Deux à trois mois de répit peuvent être accordés au malade, d'une part, sans grande crainte de manifestations sérieuses pouvant se jeter à la traverse (car déjà nous avons pris l'avance sur la maladie), et, d'autre part, avec le bénéfice d'une désaccoutumance favorable à l'action ultérieure du remède.

« A cette échéance je reprendrai la médication et toujours pour le même temps ; puis je la suspendrai pour quelques mois ; puis j'y reviendrai encore ; et ainsi de suite toujours avec la précaution de faire succéder à chaque stade de traitement un stade intercalaire de repos ou de désaccoutumance. Car c'est là l'esprit, l'intention de la méthode : et en procédant de la sorte, j'espère réaliser, j'ai la conscience, la certitude expérimentale de réaliser l'effet thérapeutique que je poursuis, à savoir : de conserver au mercure pendant toute la durée du traitement, l'intensité d'action qui lui est propre.

« De la sorte je ferai donc subir au malade (ceci approximativement) quatre traitements mercuriels au cours de la première année ; trois au cours de la seconde ; deux au besoin et suivant les cas, dans le troisième.

« Nous voici au cours de la troisième année environ. A ce moment, je juge opportun (d'accord en cela du reste avec tout le monde) l'intervention de l'iodure. Eh bien je procède pour ce remède comme j'ai procédé pour le mercure. Je l'administre lui aussi, par cures intermittentes, cures d'un mois à six semaines suivant la tolérance gastrique, et à dose moyenne de 3 grammes par jour.

« De même encore j'espace ces cures de plus en plus à mesure que je m'éloigne davantage du début de la maladie. J'en prescris, par exemple, trois ou quatre au cours de la première année de ce traitement (en les alternant ou non avec des cures mercurielles si celles-ci me paraissent opportunes) ; trois au cours de l'année suivante ; deux au cours de l'année suivante.

« Ainsi donc d'une part, *traitement chronique* ou tout au moins *traitement très prolongé* et d'autre part, *traitement intermittent*, voilà toute la méthode. »

Cette façon de voir est partagée par la plus grande partie des syphiligraphes de l'Ecole de Saint-Louis, par Besnier entre autres.

### *Mercurialistes opportunistes.*

Tout autre est la conduite des *opportunistes*, qui, niant la puissance préventive du mercure ou la mettant simplement en doute, ne mercurialisent le syphilitique que pendant les accidents syphilitiques et se bornent pendant les périodes « de silence » de la syphilis aux prescriptions d'une bonne hygiène.

Le plus illustre représentant de cette méthode est peut-être Diday de Lyon, qui a entraîné la conviction d'une grande partie de l'école Lyonnaise, de « l'école de l'Antiquaille ». Elle a à Paris même de brillants défenseurs, nous ne citerons que Mauriac, Tenneson et Ducastel.

Mauriac a soutenu la contre-partie de la théorie et de la pratique de Fournier et a résumé en somme les arguments des opportunistes :

« Il saute aux yeux que si le mercure et l'iodure de potassium possédaient une action préventive radicale ou tout au moins aussi efficace que leur action curative, bien peu de personnes seraient longtemps victimes de leur syphilis. Or, est-ce ainsi que les choses se passent ? Evidemment non; car d'une part on voit, et j'en ai été témoin maintes fois, les accidents les plus graves survenir en plein traitement alors qu'on faisait tout ce qui est spécifiquement possible de faire pour les prévenir ; tandis que, d'autre part, on voit la syphilis rester bénigne, superficielle et s'arrêter court chez des individus insouciants qui ne se sont pas donné la peine d'absorber un centigramme de mercure ou un gramme d'iodure.

« L'ensemble des faits fournit donc à première vue un argument péremptoire contre l'action préventive absolue. On se retranche alors dans des cas particuliers et on dit : tel malade fâcheusement prédisposé a passé de rudes épreuves, malgré le traitement spécifique ; mais son sort eût été bien plus néfaste s'il ne s'était pas traité du tout. Sans doute, cela est vrai dans une certaine mesure et je l'accorde volontiers, quoiqu'on en soit forcément réduit, en pareil cas, à une supposition. Mais, par contre, combien de fois ne pourrait-on pas répondre en montrant des sujets qui n'ont eu que des accidents bénins et éphémères et qui ont fait prompte justice eux-mêmes de leur syphilis, quoiqu'ils n'eussent pris aucun remède ? Que serait-il arrivé de mieux s'ils s'étaient gorgés de mercure et d'iodure de potassium ?

« Ne faut-il pas conclure de ce qui précède que si l'action

préventive existe, elle est incomplète et qu'elle n'empêche pas, la plupart du temps, les accidents de se produire à brève échéance quand ils sont condamnés à survenir par le processus naturel de la maladie.

« Or si cette action est incomplète et de plus très courte, puisque presque toujours ces manifestations se produisent cinq ou six fois sous une forme ou sous une autre pendant les deux ou trois années que dure la période virulente, comment cette action aurait-elle une longue portée, une puissance assez profonde et assez permanente pour dominer la situation morbide vingt ou trente ans après l'administration des spécifiqués alors qu'elle leur échappait en pleine période active du traitement ?

« Et dans la période tertiaire est-ce que les récidives ne sont pas la règle aujourd'hui comme autrefois, avant qu'on eut découvert les applications de l'iodure de potassium ? Malgré les propriétés merveilleuses de ce médicament ne voyons-nous pas tous les jours des malades retomber sans cesse dans le même ordre d'accidents quoiqu'ils en absorbent des quantités considérables ? Peut-être ces accidents de récidive auraient-ils été plus graves sans une médication iodurée antérieure ; mais enfin cette médication ne les a pas empêchés de se produire à leur heure et de déjouer notre grande confiance dans la spécificité thérapeutique préventive. »

*Statistique de Diday.*

Tels sont en résumé les éléments caractéristiques du procès.

En pareille matière, la théorie, l'impression personnelle, le sentiment individuel importent peu — les faits sont tout. Malheureusement en l'espèce les faits sont singulièrement difficiles à recueillir avec rigueur et encore plus à interpréter.

Au fond la seule question réellement importante est la suivante : *Le traitement mercuriel intensif systématique prévient-il dans une mesure quelconque les accidents graves de la syphilis, rend-il moins dangereux ou moins fréquents les accidents tertiaires, donne-t-il une sécurité plus grande quant à l'hérédité?* En d'autres termes les inconvénients évidents, les dangers réels ou supposés de la mercurialisation intensive et prolongée sont-ils compensés par la jugulation incontestable des accidents tertiaires, par une atténuation manifeste de la vérole ?

Etant donnée la marche capricieuse de la syphilis, c'est le cas d'appliquer l'aphorisme célèbre : *testis unus, testis nullus*. C'est donc seulement à défaut de données plus probantes, c'est donc à la méthode statistique que se sont adressés les deux grands maîtres des deux écoles en présence Diday et Fournier ; l'un et l'autre ont donné de leurs statistiques des interprétations favorables à leur méthode. Comme nous le disions ailleurs [1] : « Les statistiques sont moyens d'investigations bien trompeurs. Les causes d'erreur sont multiples ; les unes tiennent à la façon dont sont recueillis les « éléments statistiques (erreurs de diagnostic, cas comptés « deux fois, idées *à priori* du statisticien) ; les autres tiennent à l'interprétation desdites statistiques, au groupement des éléments, à la mise en valeur des facteurs de « variation. Nous ne pouvons estimer même approximativement le coefficient d'erreur ».

La méthode statistique des deux auteurs précédents a été radicalement différente. Diday eut le courage, le sang-froid si l'on préfère, de laisser évoluer naturellement, sans aucune intervention thérapeutique, un certain nombre de syphilitiques de façon à se rendre compte de l'évolution spontanée de la vérole.

*Sur 93 cas de syphilis* observés par Diday et abandonnés

(1) Syphilis et prostitution. *Médecine moderne*, 27 mai 1899.

à leur évolution naturelle, il observa : *7 cas de syphilis ébauchée* dans lesquels en deux ou trois mois tous les accidents disparurent à tout jamais ; *53 cas de syphilis faible*, dans lesquels les accidents ne dépassèrent guère la période secondaire et chez lesquels la durée moyenne de la maladie fut de dix mois et demi ; *23 cas de syphilis forte* avec poussées éruptives fréquentes, iritis, douleurs ostéocopes, ecthyma, etc., durée moyenne de vingt mois ; *4 cas de syphilis galopante maligne* avec céphalées intenses, lésions ulcéreuses, rupias, périostoses, débilitation profonde.

Dans les *cas bénins*, toute *médication est inutile ;* dans les *cas faibles* les malades retirent occasionnellement des résultats utiles des remèdes spécifiques ; dans les *cas de syphilis forte* le traitement spécifique est nécessaire, pour triompher des lésions ; dans les *cas de syphilis grave maligne* le traitement est impuissant absolument ou relativement.

Il ne semblait pas à Diday que la mercurialisation systématique, pendant les périodes de silence, dans un but préventif, modifiât sensiblement les proportions précédentes, ce qui l'amenait logiquement à nier tout pouvoir préventif au mercure et à ne l'employer qu'au moment des accidents.

### *Statistique de Fournier.*

Les *conclusions du professeur Fournier.* sont tout autres. Pour lui toute syphilis livrée à son évolution propre aboutirait presque fatalement au tertiarisme, mais il n'a pu fournir à ce sujet de statistique rigoureuse et s'est borné à donner une impression, se gardant bien, comme il le disait lui-même, d'une affirmation absolue.

Il s'est efforcé de dégager l'influence de la mercurialisation intense et prolongée sur l'éclosion des accidents tertiaires, en relevant les antécédents thérapeutiques des malades atteints de manifestations tertiaires et il est arrivé aux chiffres suivants, sur 1703 cas de manifestations tertiaires :

| | | |
|---|---|---|
| Traitement nul . . . . . . . . . . . . . | 217 | cas |
| Traitement court (moins d'un an) . . . | 1162 | » |
| Traitement moyen (un à deux ans). . . | 265 | » |
| Traitement long. . . . . . . . . . . . | 53 | » |
| Traitement d'une durée supérieure à trois ans . . . . . . . . . . . . . . | 6 | » |

Il conclut de ces chiffres que le tertiarisme est d'autant moins fréquent que le mercurialisme a été plus intense et plus prolongé. Peut-il le faire en toute rigueur ? Nous ne le croyons pas et M. Ducastel en a bien fait ressortir les raisons. « Si la méthode des traitements successifs et prolon-« gés réunit l'approbation de la pluralité des médecins, elle « est loin d'être celle suivie par la pluralité des malades : de « fait, ceux-ci se trouvent suivre le plus souvent la méthode « opportuniste » c'est-à-dire que la pluralité des malades se soignent quand ils ont des accidents un peu sérieux et se négligent dans l'intervalle. L'observation nous paraît des plus exactes. Qu'en doit-on conclure relativement à la statistique précédente ? C'est que la durée et l'intensité du traitement suivi sont dans une certaine mesure proportionnelles à la gravité et à la fréquence des manifestations syphilitiques; qu'un traitement nul indique au moins au début une syphilis à peine esquissée, un traitement long, intensif, une syphilis dès le début grave et rebelle. La statistique précédente peut donc, dans une certaine mesure, s'interpréter de la façon suivante :

| | | | | |
|---|---|---|---|---|
| Syphilis atténuée aboutissant au tertiarisme | | 217 | cas | |
| Syphilis faible | » | 1162 | » | |
| Syphilis grave | » | 318 | » | (265 + 53) |
| Syphilis maligne | » | 6 | » | |

Mais dans quelle proportion le traitement intensif a pu ou aurait pu modifier ces chiffres, il nous paraît difficile de le dire avec rigueur.

Et l'on aboutit au mot de Montaigne : « Que sais-je ? »

*Conclusions pratiques.*

En somme scientifiquement, rigoureusement on n'aboutit à l'heure actuelle, qu'aux propositions suivantes :

1° L'action curative du traitement spécifique hydrargyrique et iodo-hydrargyrique contre les accidents actuels de la syphilis à toutes ses périodes est presque toujours efficace et le devient chaque jour davantage avec les progrès de la pharmacologie mercurielle ;

2° L'action préventive du traitement spécifique contre les accidents éventuels est, jusqu'à présent douteuse (nous ne disons pas nulle), insuffisamment démontrée.

Pratiquement donc l'administration du mercure *pendant les périodes patentes de la syphilis est formellement indiquée*, elle se fera conformément aux règles et aux doses que nous allons énumérer et il sera rationnel de la prolonger quelques jours, une semaine environ ou plus après la disparition apparente des accidents; *pendant les périodes latentes*, l'administration du mercure est d'une utilité moins évidente, l'appréciation de son opportunité ne peut être, *jusqu'à présent*, qu'une affaire de jugement, d'impression tout à fait individuels.

Il est cependant deux cas dans lesquels, quelle que soit l'opinion individuelle sur l'action préventive du mercure, le traitement doit être institué sans attendre l'apparition des accidents :

1° *Avant et pendant la grossesse lorsque le père ou la mère ou les deux sont dans les premières années de leur syphilis*, en particulier lorsqu'ils ont eu des éruptions secondaires peu avant la conception. A ce point de vue les statistiques de M. Fournier sont absolument probantes : la mortalité infantile est de 82 p. 100, dans le camp des sujets non traités, elle s'abaisse à 3 p. 100 dans celui des sujets traités. Sur ce point d'ailleurs il est absolument d'accord avec Diday ;

2° Il en est de même en ce qui concerne le traitement des *enfants* hérédo-syphilitiques *issus d'un ménage de syphilitiques récents*, dans ces cas l'indication du traitement est établie « soit par l'air de décrépitude de l'enfant, soit par « l'éclosion de syphilides, soit simplement par la courbe « alimentaire qui accuse une perte de poids graduelle et « continue que rien n'explique. » Boissard.

## COMMENT IL FAUT PRESCRIRE LE MERCURE

### *Du choix du mode d'administration.*

Le mode d'administration du mercure est une de ces questions de pratique médicale courante qui semble aujourd'hui bien près d'être complètement élucidée, quant à son principe, quant à ses indications, quant aux détails de sa mise en œuvre. La généralisation de la méthode hypodermique, dans la médication hydrargyrique, a beaucoup contribué aux progrès réels réalisés dans cette voie, grâce aux travaux nombreux dont elle a été l'occasion. On semble aujourd'hui revenu des exagérations des néophytes du début (aucune méthode, aucune technique n'est à l'abri de ces partisans fanatiques, plus dangereux mille fois que les pires adversaires), qui affirmaient que la méthode hypodermique était la seule, l'unique, et que, seuls, des esprits rétrogrades pouvaient continuer à accepter la voie cutanée ou la voie digestive qui, pourtant, avaient fait leurs preuves entre les mains des Ricord et des Fournier. Des voix autorisées se sont élevées contre cet exclusivisme, MM. Brocq et Gaucher entre autres, et ici comme ailleurs, l'opportunisme thérapeutique, critique et éclectique, semble la vérité. Les voies digestive, cutanée et hypodermique ont chacune leurs avantages et leurs inconvénients ; leur indication dans chaque cas particulier est fonction de la gravité de la manifestation morbide, de la situation sociale des malades, des conditions particulières de la pratique médicale, c'est seulement par une analyse judicieuse de ces divers éléments que le praticien choisira rationnellement la *méthode de choix* dans le cas donné, c'est-à-dire le *modus faciendi susceptible de donner le maximum de rendement thérapeutique avec le minimum d'inconvénients pour le malade.*

## Voie stomacale.

*La voie digestive*, l'administration buccale du mercure est la méthode, en quelque sorte traditionnelle, et semble devoir rester, en dépit des critiques dont elle a été l'objet, la méthode courante, usuelle, ordinaire. On peut prescrire le mercure en pilules ou en solution, cette dernière forme est de beaucoup préférable, car elle assure une absorption infiniment plus régulière, un dosage bien plus rigoureux de cette substance, et cependant il est probable que la *forme pilulaire* restera longtemps encore, d'une prescription courante, inévitable. C'est que si elle est de tous les modes d'administration du mercure le plus défectueux et le moins sûr, c'est en revanche le plus discret, le plus facile à suivre « même en voyage » et cette considération seule suffirait à expliquer sa vogue auprès des malades sinon des médecins. Qu'on y ajoute l'absence de cette saveur désagréable du mercure qui en rend l'absorption sous forme liquide un véritable supplice pour certains malades et on se rendra compte qu'il est souvent impossible de ne pas l'adopter, tout au moins comme pis aller.

## Pilules mercurielles.

Les plus célèbres et non les moins bonnes des *pilules mercurielles* sont celles dites de Ricord à base de protoiodure d'hydrargyre et celles de Dupuytren à base de bichlorure. Originellement, elles se formulaient de la façon suivante :

*Pilules de Dupuytren :*

| | |
|---|---|
| Bichlorure de mercure. . . . . . . . . . | 1 centigramme |
| Extrait d'opium. . . . . . . . . . . . | 2 » |
| Extrait de gaïac . . . . . . . . . . . . | 4 » |

Pour une pilule.

*Pilules de Ricord :*

| | |
|---|---|
| Protoiodure d'hydrargyre . . . . . . . | 5 centigrammes |
| Extrait thébaïque . . . . . . . . . . . | 2 » |
| Thridace . . . . . . . . . . . . . . . | 5 » |
| Conserve de roses . . . . . . . . . . . | 10 » |

Pour une pilule.

Le professeur Fournier a simplifié ces formules de la façon suivante :

| | |
|---|---|
| Bichlorure de mercure. . . . . . . . } | ââ 0 gr. 01 |
| Extrait thébaïque . . . . . . . . . } | |

Pour une pilule.

| | |
|---|---|
| Protoiodure d'hydrargyre . . . . . . . | 0 gr. 05 |
| Extrait thébaïque . . . . . . . . . . . | 0 gr. 01 |

Pour une pilule.

La dose moyenne est de 2 à 3 pilules par jour, à prendre au commencement ou vers la fin du repas, mais quelques malades exigent des doses exceptionnelles, un malade de Fournier en dut prendre 6.

L'extrait thébaïque a pour but de combattre l'action diarrhéique, parfois déterminée par l'administration du mercure. Il est évident d'ailleurs qu'on pourra et qu'on devra modifier la dose suivant les tolérances individuelles.

Il est enfin d'autres substances qu'il pourra être utile d'ajouter dans un cas donné, tel l'extrait mou de quinquina qui contribue à combattre l'action débilitante du mercure. On pourrait formuler :

| | |
|---|---|
| Bichlorure d'hydrargyre. . . . . . } | ââ 1 centigramme |
| Extrait thébaïque . . . . . . . . . } | |
| Extrait mou de quinquina. . . . . . . | 5 » |

F. s. a. pour une pilule.

Les *inconvénients de la forme pilulaire* sont graves ; les plus importants sont le dosage défectueux de la substance active, l'irrégularité de l'absorption (des pilules anciennes ou mal faites peuvent traverser sans être entamées le tube digestif), l'action irritante exercée sur la muqueuse gastro-intestinale. L'*infidélité de l'action est des plus fâcheuses et doit faire repousser systématiquement cette forme dans les cas graves à évolution rapide.* Dans les syphilis bénignes ou moyennes, si l'on ne peut faire adopter la forme liquide, on sera autorisé à employer la forme pilulaire, qui a donné les plus beaux résultats entre les mains de Ricord et de Fournier et qui, bien maniée (pilules fraîches, doses suffisantes), donne un rendement thérapeutique considérable.

Un mode d'administration qui se rapproche du précédent par sa commodité et du suivant par son efficacité, est l'administration de pastilles ou dragées solubles que l'on fait prendre avec un peu d'eau ou de lait.

### *Préparations mercurielles en solutions.*

Dans une publication récente (*Presse médicale*, 10 avril 1901), M. Brocq a rappelé les règles qui doivent présider à *l'administration par voie gastrique des composés mercuriels dissous.* Dans la pratique, on prescrira à peu près exclusivement le bichlorure ou le biiodure de mercure en solution ou en sirop. Les formules les plus courantes sont la *liqueur de Van Swieten* ou solution hydro-alcoolique de sublimé corrosif au millième :

| | |
|---|---|
| Bichlorure d'hydrargyre. . . . . . . | 1 gramme |
| Alcool à 90°. . . . . . . . . . . . . . . | 100 » |
| Eau distillée . . . . . . . . . . . . . | Q. S. pour un litre |

On prescrit le plus souvent le biiodure sous forme de sirop, par exemple :

| | |
|---|---|
| Biiodure d'hydrargyre . . . . . . . . | 10 centigrammes |
| Sirop d'écorces d'oranges amères . . . | 200 grammes |

Une à trois cuillers à soupe dans les vingt-quatre heures, suivant le cas et la tolérance.

On pourrait encore prescrire :

| | |
|---|---|
| Biiodure d'hydrargyre. . . . . . . . | 0 gr. 30 |
| Dissoudre dans eau . . . . . . . . . | 10 grammes |
| Sirop d'écorces d'oranges amères . . . | 400 » |
| Vin de Malaga. . . . . . . . . . . . | Q. S. p. un demi-litre |

Chaque cuiller à soupe contient 1 centigramme de biiodure.

Mais, dans l'administration du mercure par voie stomacale « la façon de donner vaut mieux que ce qu'on donne » et c'est ce qu'a bien montré M. Brocq. Il est presque d'usage constant d'administrer les préparations précédentes *à doses massives*, c'est-à-dire de faire prendre la dose quotidienne de une à deux cuillers à soupe en une ou deux prises avant le repas du matin, ou avant les deux principaux repas. Les *inconvénients* de cette manière de faire pour être moins marqués que ceux de la forme pilulaire n'en sont pas moins souvent fort graves; l'action irritante sur le tube digestif n'est pas rare et peut se manifester par des coliques et de la diarrhée, le dégoût des malades pour la préparation hydrargyrique est parfois insurmontable et c'est là le grand facteur de popularité des préparations pilulaires insipides, les troubles digestifs possibles peuvent enfin rendre incertaine l'action spécifique du mercure.

Il y a tout avantage à lui substituer la méthode des *doses fractionnées* qui consiste à répartir la dose totale quotidienne (une à deux cuillers à soupe) en 4 ou 6 prises avant les repas et dans leur intervalle. Les avantages de cette manière de faire sont considérables : 1° les troubles digestifs provoqués sont nuls ou réduits au minimum et dans ce dernier cas combattus avec succès par l'administration simultanée au moment de chaque prise de 5 à 20 gouttes d'élixir parégorique ; 2° l'*absorption* du produit administré *est intégrale* et l'action pour sa sûreté comparable à celle des injections ; 3° *son efficacité est considérable* et souvent des syphilitiques qui prenaient antérieurement en pilules et sans succès, 2 à 4 centigrammes de bichlorure, voient leurs accidents disparaître avec des doses moitié moindres administrées à doses fractionnées. Par cette méthode on obtient des effets thérapeutiques presque analogues « à l'action curative des injections de composés mercuriels insolubles, de l'huile grise ou du calomel... Dans tous les autres cas sérieux que nous avons eu à traiter de syphilis maligne précoce, de gommes à tendances destructives, de syphilides ulcéro-serpigineuses tertiaires, de périostites, etc., la méthode des doses fractionnées de sels mercuriaux solubilisés pris par la bouche, seuls ou associés à l'iodure de potassium nous a toujours donné d'excellents résultats. » Brocq (*loco citato*).

Les seuls *inconvénients* sont le *dégoût* insurmontable de certains malades pour les doses les plus minimes de préparations mercurielles (auquel cas force est de s'adresser à la forme pilulaire pour les cas bénins, aux injections ou aux frictions pour les cas graves) et l'*incommodité* du procédé, bien des personnes ne pouvant facilement au cours de leurs occupations, prendre le médicament aux heures prescrites. Il est cependant commode de faire prendre au malade une petite bouteille de poche contenant juste la dose quotidienne qui sera absorbée en quatre ou six fois dans un peu d'eau ou de lait. Peu de situations rendent vraiment ce traitement pratiquement impossible.

### *Injections mercurielles.*

Les *injections sous-cutanées mercurielles* ont été fort préconisées ces dernières années. Leur efficacité est incontestable, elles réussissent souvent où les autres médications ont échoué : là est l'indication formelle de leur emploi. Elles doivent être réservées aux cas où des médications mercurielles antérieures ont échoué ou n'ont pu être tolérées, et à ceux où il est à prévoir qu'elles échoueront étant données la précocité, la généralisation, la gravité des accidents, les localisations viscérales ou nerveuses.

Maintenant une première question se pose : *faut-il employer pour ces injections des sels solubles ou des sels insolubles ?* Nous ne saurions mieux faire ici que reproduire le virulent mais juste *réquisitoire du professeur Gaucher* [1] *contre les injections de sels insolubles* : « L'injection de sels insolubles est une hérésie pharmacologique ; c'est une méthode aveugle qui peut exposer à de graves accidents.

« On conviendra que livrer à l'organisme une dose toxique de mercure dont la dissolution est soumise au hasard ne constitue pas un traitement scientifique. De fait, dans certains cas, le sel insoluble peut s'enkyster pendant un temps indéterminé ; pendant tout ce temps, les injections successives restent sans effet ; le sel insoluble ne se dissout pas ; puis, tout d'un coup, toute cette réserve de mercure peut se dissoudre très rapidement et répandre dans la circulation une quantité de poison mortelle.

« Donc, irrégularité d'action, inefficacité dans certains cas ; dans d'autres, intoxications plus ou moins graves : tels sont les reproches que j'adresse à la méthode des injections insolubles. J'ajoute que l'excipient du sel insoluble est toujours huileux et cet excipient huileux peut constituer un nouveau danger. Si la matière à injection pénètre dans une veine, les embolies sont à craindre.

« Pour toutes ces raisons, je rejette les injections de calomel, d'oxyde jaune de mercure ou d'autres sels insolubles. C'est seulement dans certains cas spéciaux, commandés par des nécessités pratiques et extrascientifiques que je me résous à les employer ». Nous ne pouvons que souscrire à cette profession de foi.

Si on ajoute que les injections insolubles déterminent des douleurs très vives, parfois intolérables, qu'elles provoquent la formation de nodosités volumineuses, qu'elles sont par fois la cause d'abcès souvent fort étendus ; on

(1) Gaucher. Traitement de la syphilis.

conviendra que les indications en doivent être des plus restreintes et qu'il faut des raisons sérieuses pour se résoudre à l'employer.

*On donnera toujours la préférence aux injections de sels solubles.*

Les sels les plus couramment employés sont le bichlorure, le biiodure, le cyanure et le benzoate de mercure.

Pour le *bichlorure* on peut formuler de la façon suivante :

| | |
|---|---|
| Bichlorure d'hydrargyre . . . . . . . . | 0 gr. 10 |
| Chlorure de sodium . . . . . . . . . . | 0 gr. 075 |
| Eau distillée bouillie . . . . . . . . . | 10 grammes |

On remarquera que le véhicule salin employé n'est autre chose que le sérum artificiel, solution de chlorure de sodium à 7 p. 1000. La dose quotidienne est de un centimètre cube par jour.

Le *biiodure de mercure* est presque insoluble dans l'eau; mais soluble dans l'eau additionnée d'iodure de potassium. Il est insoluble dans l'huile, mais la trituration prolongée à une température de 75°-80° donne un produit sensiblement homogène.

On pourra donc formuler avec Panas :

| | |
|---|---|
| Biiodure de mercure. . . . . . . . . . | 0 gr. 10 |
| Huile d'olive stérilisée. . . . . . . . | 25 grammes |

La dose quotidienne classique est un centimètre cube, soit 4 milligrammes de biiodure. très insuffisante le plus souvent. Cette préparation est très recommandable, mais l'excipient huileux est un inconvénient sérieux et nous verrons plus loin à quels accidents elle a donné lieu entre les mains les plus expérimentées.

Se basant sur la propriété susénoncée de l'eau iodurée, on pourrait formuler :

| | |
|---|---|
| Biodure de mercure. . . . . . . . . | àà o gr. 50 |
| Iodure de potassium. . . . . . . . . | |
| Phosphate basique de soude . . . . . | 1 gramme |
| Eau distillée. . . . . . . . . . . . . | Q. S. pour 50 cc |

qu'on emploierait de même à la dose moyenne de 1 à 2 centimètres cubes.

Le *cyanure de mercure* soluble dans 8 parties d'eau se formule :

| | |
|---|---|
| Cyanure de mercure. . . . . . . . . | dix centigrammes |
| Eau distillée . . . . . . . . . . . . . | 10 grammes |

et s'emploie aux mêmes doses, soit un ou deux centimètres cubes par jour.

Le *benzoate de mercure* est très usité et très recommandable. Il est soluble dans l'eau additionnée d'un chlorure alcalin et de benzoate d'ammoniaque. Il a été préconisé par Stoukovenkoff de Kieff qui formulait :

| | |
|---|---|
| Benzoate d'hydrargyre. . . . . . . . | o gr. 25 |
| Chlorure de sodium pur . . . . . . . | àà o gr. 06 |
| Chlorhydrate de cocaïne . . . . . . . | |
| Eau distillée . . . . . . . . . . . . . | 30 grammes |

formule critiquable, car il est à craindre qu'en présence du mercure le chlorure de sodium ne donne naissance à du sublimé, et qu'on n'injecte plus un produit bien défini ; le chlorhydrate de cocaïne destiné à atténuer la douleur n'est pas indispensable. Il semble préférable d'adopter la formule de Bretonneau :

| | |
|---|---|
| Benzoate de mercure. . . . . . . . . | o gr. 30 |
| Benzoate d'ammoniaque . . . . . . . . | 1 gr. 50 |
| Eau distillée bouillie. . . . . . . . . | 30 grammes |

qu'on emploie à la même dose quotidienne que les précédentes, soit un à deux centimètres cubes par jour.

Plus récemment Gaucher a proposé la formule chlorurée sodique isotonique suivante :

| | |
|---|---|
| Benzoate de mercure. . . . . . . . . . | 1 gramme |
| Chlorure de sodium chimiquement pur. | o gr. 75 |
| Eau distillée . . . . . . . . . . . . . | 100 grammes |

Signalons seulement 2 sels solubles de mercure d'introduction récente dans la thérapeutique et qui semblent appelés à prendre une place honorable à côté des précédents le *cacodylate-iodo-hydrargyrique* employable à des doses un peu plus fortes (0 gr. 03 à 0 gr. 06) et l'*hermophényl* (oxyde de mercure-phénol-disulfonate de sodium) qui a été employé à la dose quotidienne de 0 gr. 02.

En somme quel que soit le sel soluble employé, la dose quotidienne sera d'environ 2 centigrammes.

### *Posologie des sels solubles de mercure.*

La question de la posologie des sels solubles de mercure en injection a fait l'objet de travaux récents de Jaulin, Barthélemy, Lafay, Lemoine, Leredde d'où il semble résulter :

1° Que *la puissance thérapeutique des composés mercuriels est approximativement proportionnelle à leur richesse en mercure.* M. le professeur Pouchet par une tout autre méthode est arrivé sensiblement à la même proposition. Il est intéressant de rappeler, à ce sujet, les proportions de mercure contenues dans les divers composés mercuriels :

| | | | |
|---|---|---|---|
| Proto-chlorure mercureux (calomel) | $HgCl$. . . . . | 85 | p. 100 |
| Bi-chlorure mercurique (sublimé) | $HgCl^2$ . . . . | 74 | » |
| Cyanure de mercure | $Hg(Caz)^2$. . . | 79 | » |
| Proto-iodure mercureux | $HgI$ . . . . . | 61 | » |
| Bi-iodure mercurique | $HgI^2$. . . . . | 44 | » |
| Benzoate de mercure | $Hg(C^6H^5Co^2)^2$. | 45 | » |

On en peut conclure, *grosso modo*, que les doses actives de biiodure et de benzoate devront être une fois et demie à deux fois plus fortes que celles de protochlorure, de bichlorure et de cyanure.

Toutefois M. Danlos s'est inscrit en faux contre la proposition précédente. Pour lui, la teneur absolue en mercure est sans rapport utilisable en clinique avec les effets des injections. C'est ainsi que l'hermophényl contient 40 p. 100 de mercure ; on a pu le donner à la dose de 0 gr. 32, ce qui correspond à 0 gr. 17 de sublimé : il n'y aucun rapport entre la puissance thérapeutipue de ces deux doses.

2° Que *dans les accidents graves de la syphilis on peut et on doit élever d'une façon considérable les doses classiques de mercure administrées.* C'est ainsi que Leredde propose dans ces cas les doses quotidiennes de 0 gr. 03 à 0 gr. 04 de sels forts (cyanure, sublimé) et de 0 gr. 06 à 0 gr. 08 de sels faibles (benzoate ou biiodure); il prévoit même, pour l'avenir et pour la cure des accidents parasyphilitiques en particulier, des doses encore plus fortes et des moyens encore plus énergiques. Il est difficile de se prononcer sur la légitimité et l'innocuité de ces doses — mais on peut dire dès maintenant qu'exceptionnelles elles ne peuvent s'appliquer qu'à des cas tout à fait exceptionnels — et qu'on ne devra se résoudre à tenter l'aventure de pareilles doses que quand le traitement aux doses habituelles se sera montré impuissant.

### *Pratique des injections mercurielles.*

Le *lieu d'élection* pour ces injections est la fesse dans ses parties latérales et supérieures. Les deux points d'élection sont la fossette rétro-trochantérienne à un travers de doigt en arrière du trochanter et le point dit de Galliot en pleine fesse, à l'intersection d'une ligne horizontale à deux travers de doigt du grand trochanter et d'une verticale à l'union du tiers interne et des deux tiers externes de la fesse. On évitera la région des ischions car il pourrait en résulter pour le malade une gêne notable dans la station assise.

Les injections solubles peuvent se faire dans le tissu cellulaire sous-cutané ou mieux dans la masse musculaire; mais en tous cas il est inutile de pénétrer très profondément et une aiguille de 2 centimètres à 2 centimètres et demi sera suffisante. On la choisira fine, très fine, ce qui réduira la douleur au minimum, et rendra la piqûre aussi facile qu'une piqûre de morphine.

L'injection sera naturellement pratiquée suivant toutes les règles de l'antisepsie hypodermique, stérilisation de la seringue à l'eau bouillante, flambage de l'aiguille qui sera en platine iridié, et on choisira de préférence une seringue d'une contenance de 2 centimètres cubes de façon à pouvoir faire au besoin en une seule fois une injection de 2 centigrammes.

L'injection est si facile qu'elle peut être confiée, dit M. Gaucher « à une personne étrangère à la médecine, à un parent ou à un serviteur du malade » et « sur plusieurs milliers d'injections faites dans ces conditions soit par des infirmiers, soit par des personnes de l'entourage des malades, je n'ai jamais observé d'accidents, je n'ai jamais vu d'abcès ». Cependant nous conseillerons d'être plus circonspects, surtout en ce qui concerne les injections d'huile biiodurée, car MM. Brocq et Danlos ont communiqué des observations d'escarres profondes et étendues consécutives à ces injections, faites par des mains très expérimentées. En tout cas, ces observations mêmes sont en faveur de la superficialité relative des injections de sels solubles, soit au plus 2 centimètres et demi de profondeur, qui doit, nous semble-t-il, mettre sûrement à l'abri de tels accidents.

### *Frictions mercurielles.*

Il est un dernier mode d'administration du mercure qui, après un moment de presque oubli, a reconquis ces années dernières quelque faveur, nous voulons parler des *frictions mercurielles*.

Elles sont particulièrement recommandables et trouvent une indication précise dans les cas où les voies digestives s'accommodent mal de l'ingestion mercurielle (gastrite, dyspepsie, gastro-entérite, etc.) et où les injections mercurielles sont impossibles (pusillanimité, occupations du malade, éloignement du médecin, etc.).

Pratiquées avec méthode et rigueur, elles se montrent seulement inférieures aux injections comme efficacité ; souvent elles donneront des résultats remarquables là où l'administration stomacale aura échoué.

Les 2 préparations usuelles sont : *l'onguent gris ou onguent mercuriel simple* et *l'onguent napolitain ou onguent mercuriel double* dont nous rappelons les formules :

*Onguent napolitain :*

| | | |
|---|---|---|
| Mercure métallique . . . . . . . . . | 500 | grammes |
| Axonge benzoïnée . . . . . . . . . . . | 460 | » |
| Cire blanche . . . . . . . . . . . . . | 40 | » |

*Onguent gris :*

| | | |
|---|---|---|
| Pommade mercurielle double. . . . . | 100 | grammes |
| Axonge benzoïnée . . . . . . . . . . . | 300 | » |

La première est la plus recommandable, elle s'emploie à des doses moyennes de 4 à 8 grammes. A ce point de vue, il sera commode de faire répartir l'onguent napolitain en cartouches de 2 grammes, ce qui permettra au malade un dosage facile. On trouve d'ailleurs dans le commerce des cartouches ainsi préparées.

Les frictions seront pratiquées de la façon suivante : Etendre sur la région choisie la quantité d'onguent prescrite, frictionner légèrement pendant une dizaine de minutes avec de l'ouate ou de la flanelle, recouvrir ensuite d'ouate et fixer par un mouchoir ou quelques tours de bande. Le lendemain matin, savonner avec soin.

Les lieux d'élection pour les frictions sont : la partie latérale du tronc, le pli du coude, la face interne des cuisses, le pli de l'aîne. On recommande de ne pas faire deux jours de suite la friction dans la même région.

## *Le mercure chez les enfants.*

Dans la syphilis héréditaire, *chez les enfants à la mamelle* on pourra donner la *liqueur de Van Swieten* à la dose quotidienne de 10 gouttes par mois d'âge, en 5 prises (de 4 à 6 gouttes) dans du lait au moment des tétées.

On pourra aussi à partir de 3 mois donner le sirop de Gibert à la dose d'un tiers de cuiller à café, à prendre en 3 fois dans les 24 heures. Par exemple :

| | |
|---|---|
| Sirop de Gibert . . . . . . . . . . . . . | 5 grammes |
| Elixir parégorique. . . . . . . . . . . | V gouttes |
| Eau de tilleul . . . . . . . . . . . . . | 40 grammes |

Fs.

une cuiller à café — 3 fois par jour — au moment des tétées.

Comby indique comme posologie du sirop de Gibert une demi-cuiller à café par jour et par année d'âge dans l'hérédo-syphilis.

On pourrait encore, si l'on craignait de provoquer des troubles digestifs, par l'administration buccale, donner la préférence aux *frictions mercurielles* à dose quotidienne progressive de 0 gr. 50 à un gramme et même 2 grammes, suivant tolérance. On choisirait comme lieu d'élection : les aisselles, les reins, les jarrets, le foie, la rate ; on laisserait à demeure 12 heures, après quoi on savonnerait avec soin pour éviter l'irritation de la peau. Ces frictions sont très efficaces dans l'enfance et ne déterminent jamais de salivation.

Le traitement mercuriel sera continué tous les jours pendant trois mois ; le quatrième mois, on laissera dix jours de repos à l'enfant ; le cinquième mois, quinze jours, puis on cessera le traitement un mois ou deux (sauf accidents).

*Au-dessus de 2 ans*, on donnera un mois sur trois la liqueur de Van Swieten à dose progressive quotidienne de 60 à 100 gouttes ; le sirop de Gibert à la dose progressive quotidienne de 1/2 à 2 cuillers à café ; l'onguent napolitain 1 gramme à 2 grammes. L'iodure de potassium sera administré également un mois sur trois à la dose quotidienne de 0 gr. 20.

*La 3e année*, les frictions seront continuées un mois sur trois, et la dose quotidienne d'iodure portée à 0 gr. 40.

*La 4^e année*, on donnera seulement un mois sur quatre l'iodure à la dose quotidienne de 0 gr. 50.

*La 5^e année*, le traitement pourra être, sauf rechute, considéré comme terminé.

## ACCIDENTS ET ASSOCIATIONS MERCURIELS

### *Association synergique spécifique.*

L'association hydrargyrique la plus connue et peut-être aussi la plus rigoureusement efficace est l'*association ioduro-hydrargyrique* qui constitue essentiellement le *traitement mixte*, véritable spécifique des périodes avancées, tertiaires et secondo-tertiaires, de la syphilis. Quel est le mode d'action de cette association ? L'iodure possède-t-il à un degré comparable au mercure une action spécifique dans la syphilis ? Cela est peu probable, étant donnée l'inefficacité presque absolue de la médication iodurée pure à toutes les périodes de la syphilis. Agit-il comme résolutif contre les néoplasies de la période tertiaire ou bien, par son action vaso-dilatatrice et stimulatrice des circulations périphérique et viscérale, permet-il simplement une imprégnation plus profonde des éléments cellulaires par le mercure, seul spécifique, et partant une action plus profonde de la médication hydrargyrique concomitante ? Nous en sommes sur ce point réduits encore aux hypothèses ; mais la plupart des auteurs semblent aujourd'hui d'accord pour refuser toute action vraiment spécifique à l'iodure, et pour le considérer plutôt ou comme agissant de façon banale, résolutive, ou comme agent de renforcement de la médication hydrargyrique.

La plus célèbre des médications ioduro-hydrargyriques est le *sirop de Gibert :*

| | |
|---|---|
| Biiodure de mercure. . . . . . . . . | 20 centigrammes. |
| Iodure de potassium. . . . . . . . . | 10 grammes |
| Sirop simple . . . . . . . . . . . . | 500 » |

Chaque cuiller à soupe de ce sirop renferme o gr. 008 de biiodure de mercure et o gr. 40 d'iodure de potassium. Il se prescrit à la dose quotidienne de une, deux et même trois cuillers à soupe à prendre au commencement des repas, entre deux cuillers de soupe ou de lait de préférence. Ce sirop est encore aujourd'hui couramment employé, et cependant cette préparation est bien médiocre; sa saveur est fort désagréable, elle est mal tolérée par beaucoup d'estomacs, et, chose plus grave, la dose d'iodure de potassium est beaucoup trop faible. Nous ne voyons à sa vogue persistante que deux raisons : l'habitude routinière et la facilité de la prescription qui dispense de toute formule.

Vidal en avait déjà fait une critique très exacte et avait proposé la formule suivante, certainement beaucoup meilleure :

| | |
|---|---|
| Biiodure de mercure. . . . . . . . . | 15 centigrammes |
| Iodure de potassium . . . . . . . . . | 15 grammes |
| Sirop de quinquina. . . . . . . . . . | 500 » |

F. s. a., ne pas filtrer, agiter.

Chaque cuiller à soupe renferme o gr. 005 de biiodure de mercure et o gr. 50 d'iodure de potassium. Cette préparation s'emploie aux mêmes doses que le sirop de Gibert : une, deux, trois ou même quatre cuillers à soupe par jour au moment des repas. Les proportions relatives du biiodure d'hydrargyre et de l'iodure de potassium sont meilleures, et elle est beaucoup mieux tolérée. Elle devra être préférée à la précédente.

Actuellement, on tend à s'éloigner chaque jour davantage de ces préparations mixtes, et à leur substituer l'administration séparée de l'iodure et du mercure, beaucoup moins désagréable, beaucoup mieux tolérée par l'estomac, et qui permet l'administration de doses beaucoup plus considérables des deux médicaments. Le mercure sera prescrit, par exemple, en frictions — mode d'administration qui semble revenir en honneur après un moment de discrédit — ou en injections hypodermiques. L'iodure de potassium sera donné par la voie stomacale suivant les règles indiquées précédemment.

*Associations correctives.*

A côté de cette association synergique spécifique, il existe un grand nombre d'*associations correctives* qui se proposent de parer plus ou moins aux accidents mercuriels, aux accidents gastro-intestinaux en particulier. C'est ainsi que dans les cas où l'on est en droit de craindre une action diarrhéique, très fréquente dans la médication mercurielle, on associe le mercure à un correctif anti-diarrhéique (quinquina, opium, ratanhia). On formule par exemple :

| | |
|---|---|
| Biiodure de mercure. . . . . . . . . | 15 centigrammes |
| Sirop de quinquina. . . . . . . . . . | 500 grammes |

Une à 4 cuillers à soupe par jour pendant la période secondaire.

ou bien

| | |
|---|---|
| Bichlorure de mercure. . . . . . . . | 1 centigramme. |
| Extrait thébaïque . . . . . . . . . . | 2 » |

Fs. pour une pilule, 2 à 3 par jour.

ou encore.

| | |
|---|---|
| Protoiodure d'hydragyre . . . . . . . | āā 5 centigrammes |
| Extrait de ratanhia. . . . . . . . . . | |
| Extrait de quinquina. . . . . . . . . | |

Fs. pour une pilule, 2 à 3 par jour.

Toutes formules, évidemment modifiables, suivant que l'effet diarrhéique du mercure ou astringent du correctif se manifeste prédominant.

*Accidents mercuriels.*

Mais les associations les plus savantes ne peuvent supprimer complètement les accidents mercuriels qu'il faut bien connaître, pour les dépister, les soigner, les guérir.

Les plus fréquents sont les *accidents gastro-intestinaux* sus-mentionnés, véritables *accidents locaux* qui sont surtout consécutifs à l'administration stomacale du mercure et qui paraissent provoqués par l'action directe, irritante, exercée par le contact des préparations mercurielles avec la muqueuse digestive ; ils se traduisent surtout par de la gastralgie, des coliques, de la diarrhée, des vomissements et à la longue de la gastrite chronique.

A ce point de vue les préparations mercurielles semblent pouvoir être classées de la façon suivante : tannate de mercure, proto-iodure, bi-iodure, sublimé, liqueur de Van Swieten, sirop de Gibert. Cela explique dans une certaine mesure la faveur dont jouissent auprès des syphiligraphes les plus réputés, le protoiodure et le biiodure. Au surplus nous avons indiqué plus haut comment certaines associations pouvaient diminuer la fréquence et la violence des accidents.

Plus importants peut être sont les *accidents en rapport avec l'intoxication mercurielle*, *accidents généraux* qui sont communs à tous les modes d'administration du mercure et au premier rang desquels il faut placer la *stomatite*.

On ne voit plus guère aujourd'hui ces stomatites malignes avec ulcérations, gangrène, chute des dents, nécrose, résultat le plus appréciable des cures mercurielles hyperintensives d'un autre âge ; mais on constate encore quelquefois surtout chez des malades à mâchoire négligée, une stomatite mercurielle d'intensité variable, débutant de préférence au niveau des incisives médianes inférieures, sur les parties latérales au niveau des dents malades et en arrière de la dernière molaire. Nous indiquerons plus loin les moyens les plus propres à la prévenir.

Après la stomatite ce sont les *éruptions cutanées mercurielles* que l'on observe le plus fréquemment.

On en décrit classiquement trois formes (Alley) :

1° L'*hydrargyria mitis*, forme bénigne, caractérisée par un érythème accompagné parfois de miliaire localisé au ventre, aux aines, à la face interne des cuisses, au voisinage des grandes articulations ; elle s'accompagne de cuisson et se termine en quelques jours par une desquamation légère.

2° L'*hydrargyria febrilis*, forme de gravité moyenne caractérisée par un érythème nettement scarlatiniforme localisé ou généralisé avec phénomènes généraux plus ou moins marqués (fièvre, frissons, diarrhée, albuminurie) ; la surface érythémateuse peut comme la précédente se couvrir de vésicules voire de pustules ; la desquamation se fait par de larges lambeaux comme dans la scarlatine, sa durée est très variable dix à quinze jours en moyenne, dans quelques cas quatre-vingts jours.

3° L'*hydrargyria maligne*, forme maligne, éruption scarlatiniforme quasi purpurique, avec bulles purulentes et sanguinolentes, adénites, abcès superficiels, ulcérations gangréneuses, phénomènes généraux intenses (fièvre, diarrhée, etc.) La mort a été observée en quelques cas.

Les injections de calomel semblent provoquer plus fréquemment que les autres sels mercuriels et que les autres modes d'administration du mercure l'hydrargirie cutanée, aussi conviendra-t-il (au cas où cette médication serait estimée indispensable) d'admettre trois centigrammes comme dose maximum de début, et 5 centigrammes comme dose maximum absolue.

A l'occasion des injections mercurielles nous avons mentionné les *accidents locaux possibles du fait de ces injections* (douleur, abcès, eschares, etc.). Ajoutons à la liste les accidents cérébraux graves observés à la suite des injections de sels insolubles et les embolies pulmonaires qu'il semble possible d'éviter en rejetant les véhicules huileux et en s'assurant avant de faire l'injection que la canule n'a pas été introduite dans une veine.

*Pour réduire au minimum la probabilité d'accidents mercuriels chez un malade en cours de traitement*, il conviendra de prendre les précautions suivantes :

1° *Examiner l'état de la bouche* et s'il y a lieu (dents cariées, chicots, tartre dentaire, etc.), envoyer avant tout traitement le malade chez le dentiste qui devra procéder à un *nettoyage sérieux de la mâchoire.*

Recommander au malade des soins de la bouche réguliers (brossage soigné et prolongé des dents, savonnage, rinçage avec de l'eau alcaline chloratée) ; employer à cet effet une solution à 2 p. 100 de chlorate de potasse dont on fera usage matin et soir après chaque repas.

2° *Examiner avec soin le tube digestif* (dyspepsie, gastralgie, entérite, diarrhée ou constipation) de façon à le mettre en état, si possible, avant tout traitement, ou à choisir un mode particulier d'administration du mercure (frictions, injections) ou à faire la médication corrective nécessaire (addition de quinquina, d'opium, de ratanhia, antisepsie intestinale) chez des malades ayant de la tendance à la diarrhée.

*Prescrire les préparations mercurielles au commencement des repas,* mais avec une grande tasse de lait, jamais à jeun.

3° *Examiner l'état des reins* surtout si l'on doit faire un traitement intensif et prolongé.

4° Varier au besoin au cours du traitement la préparation mercurielle employée ; en cas d'action nulle ou insuffisante, s'assurer que le malade prend bien la dose prescrite, que la préparation (surtout pour les pilules) est bien faite et absorbable, n'augmenter la dose qu'après ces constatations et si l'insuccès persiste, changer rapidement la préparation employée, substituer les frictions à l'absorption buccale, les injections aux frictions, etc.

*L'administration prolongée ou à doses élevées du mercure est-elle capable d'adultérer profondément l'organisme,* de déterminer des dégénérescences incurables, de provoquer en particulier les grands accidents nerveux parasyphilitiques (tabes, pseudo-tabes, paralysie générale) comme l'ont soutenu quelques neuro-pathologistes allemands ? La chose est peu probable et à ce point de vue les statistiques de Fournier *semblent* suffisamment probantes. En tous cas à des doses modérées quoique suffisantes, le mercure, chez les syphilitiques en puissance, exerce au contraire une action stimulative de la nutrition et de l'hématose et en particulier une élévation du nombre des globules et du taux de l'hémoglobine (cette propriété lui est commune avec les autres métaux lourds, le fer, le cuivre, le nickel, le zinc en particulier).

---

# OPIUM

## POURQUOI IL FAUT ADMINISTRER L'OPIUM

L'opium est incontestablement la drogue la plus importante de la matière médicale, c'est celle que nous prescrivons le plus souvent, celle dont nous pourrions le plus difficilement nous passer; elle doit cette importance à l'action calmante qu'elle exerce sur la douleur, c'est le *médicament analgésique et hypnotique type*.

Mais là n'est point sa seule action et dès le XVIIe siècle Sydenham en avait condensé les propriétés fondamentales avec sa sagacité et sa concision habituelles. « Ce serait être « peu instruit de la vertu de l'opium que de l'employer seu« lement pour procurer le sommeil, calmer les douleurs et « arrêter la diarrhée, l'opium est encore un excellent cor« dial. » Médicament *analgésique*, *hypnotique*, *anosmotique* et *toni-cardiaque*, telles sont les caractéristiques principales de l'opium.

Dans l'étude qui va suivre nous aurons surtout en vue la morphine, dont les effets sont pratiquement superposables, question de dose mise à part, à ceux de l'opium.

### *L'Opium exerce une action élective sur les centres nerveux.*

L'opium et la morphine doivent leur rôle thérapeutique à leur *action élective sur les centres nerveux, sur les cellules nerveuses*, c'est l'action fondamentale qu'il faut dégager avec soin de la série des actions secondaires dont quelques-unes sont cependant d'une haute valeur thérapeutique comme nous l'avons rappelé plus haut.

A s'en tenir aux faits on constate qu'une dose minime ou moyenne de morphine soit un à deux centigrammes détermine d'abord des *phénomènes d'excitation cérébrale* caractérisés par une sensation de bien-être, avec hyperidéation, agitation, accroissement de la force musculaire, d'une durée variable suivant la vigueur du sujet, la dose de morphine employée, les conditions matérielles qui suivent l'ingestion. A cette période, succède une *période de dépression* caractérisée par la diminution des forces, la confusion des idées, l'engourdissement de la sensibilité, la tendance invincible au sommeil qui se produit après un temps variable excédant cependant rarement quelques minutes et qui est d'ordinaire profond.

Plus les doses sont élevées plus la période d'excitation est brève, plus le sommeil est rapide et profond. A doses très fortes la période d'excitation est presque nulle, et le sommeil se transforme rapidement en un véritable coma quelquefois précédé de mouvements convulsifs (*période de collapsus*). La torpeur est absolue, l'insensibilité complète, la face pâle, cadavérique, les pupilles contractées, punctiformes, la respiration embarrassée et la mort, si elle survient, semble résulter d'un arrêt mécanique de la respiration par paralysie des nerfs respiratoires.

Il est à remarquer que *la moelle est moins influencée que le cerveau*, et que si des petites doses l'excitent, les réflexes persistent pendant le sommeil morphinique et que des doses considérables paralysent incomplètement les nerfs moteurs. En somme la morphine agit surtout sur les centres nerveux et en particulier sur l'encéphale et c'est ce qui explique, peut-être, que l'homme y soit beaucoup plus sensible que les animaux ; c'est ainsi qu'on peut injecter à un chien un gramme de morphine sans l'empoisonner.

Tels sont les faits. Comment convient-il de les interpréter ?

Il est très probable que la morphine exerce une action directe sur les cellules nerveuses, pour les exciter d'abord, les déprimer ensuite, en inhiber le fonctionnement, y déterminer une paralysie plus ou moins profonde. Comme constatation directe, nous ne connaissons guère que les expériences de Binz qui ne peuvent évidemment établir qu'une simple présomption. Binz prit trois morceaux de substance grise cérébrale fraîche et plaça le premier dans une solution à 7 p. 1000 de chlorure de sodium (sérum artificiel), le second dans une solution d'atropine, le troisième dans une solution de morphine ; à l'examen microscopique il constata, que dans les deux premières préparations, les cellules nerveuses étaient restées claires à contours vagues, à substance intercellulaire transparente, alors que, dans la dernière, le protoplasma cellulaire était trouble, les contours bien marqués, la substance intercellulaire obscurcie. Binz constata dans la suite que seules les substances procurant le sommeil (chloral, chloroforme, éther) étaient capables de produire l'aspect trouble des cellules nerveuses. Il en conclue donc et nous avec lui que *le sommeil morphinique est dû au moins en partie à une action spéciale et directe de la morphine sur les cellules cérébrales.*

Les expériences réalisées dans ces dernières années à l'institut Solvay, de Bruxelles, par M. Demoôr, ont entièrement confirmé cette proposition. Chez les animaux normaux les ramifications protoplasmiques des cellules pyramidales se montrent hérissées de petites aspérités abondantes et régulières décrites par Ramon y Cajal sous le nom d'épines. Chez les animaux morphinés presque tous ces prolongements surtout les filaments du panache se trouvent rétractés d'une façon plus ou moins remarquable et non seulement on voit ces épines en quelque sorte rentrées dans la tige qui les supporte normalement, mais on observe encore une rétraction et un épaississement de cette tige se traduisant par un aspect moniliforme. Ces modifications sont en une certaine mesure proportionnelles au degré de morphinisation de l'animal.

*Action sur la circulation.*

Le régime circulatoire joue certainement aussi un rôle, c'est ce que nous allons voir maintenant.

L'*action sur la circulation* est variable suivant la dose employée.

A doses petites, même répétées, on constate l'accélération et le renforcement des battements cardiaques, la dilatation vasculaire, l'abaissement de la pression sanguine et par conséquent une stimulation de la circulation générale et en particulier de la circulation cérébrale en sorte que, à petites doses fréquemment répétées, la médication opiacée pourra exercer la meilleure influence sur l'anémie cérébrale des affections cardio-aortiques et par conséquent, fait paradoxal, lutter avec succès contre l'invincible somnolence de quelques-uns de ces malades. C'est l'ensemble de ces phénomènes bien observés par Sydenham qui lui faisait attribuer à l'opium une puissante action « cordiale », toni-cardiaque.

A doses fortes, pendant la narcose morphinique par exemple, l'action vaso-dilatatrice et hypotensive s'accentue, mais l'action sur le cœur est différente ; il y a ralentissement et affaiblissement des battements cardiaques, en sorte qu'il y a tendance à la stase, à la congestion, trouble de la circulation générale.

L'*état de la circulation cérébrale* est particulièrement intéressant. On sait qu'à doses moyennes l'opium produit le sommeil, à doses très fortes le coma. Or comme le fait remarquer Lauder Brunton « on a observé que pendant le « sommeil le cerveau est anémié, tandis que pendant le « coma il est hyperémié. Cette hyperémie est non pas arté-

« rielle mais veineuse. La différence du cerveau pendant ces « deux états est analogue à celle présentée par les mains « d'un garçon qui a jeté des boules de neige ou a été exposé « au froid. Les mains sont d'abord blanches par suite de « l'anémie artérielle et deviennent ensuite bleues par suite « de l'hyperémie veineuse ».

Mais il est à remarquer avec Nothnagel et Rossbach que le cœur est l'organe qui résiste le plus longtemps à l'action de la morphine, qu'il résiste longtemps après la suppression physiologique du système nerveux central et qu'il ne peut être tué que par des doses très élevées.

*Quel est le mécanisme de cette action cardiaque et vasomotrice ?* Il semble probable qu'elle soit due surtout à l'action d'abord excitante puis inhibitrice de la morphine sur les centres cardiaques et vaso-moteurs, sur les noyaux du pneumogastrique et sur les ganglions cardiaques en particulier.

### *Action sur le tube digestif.*

L'*action de l'opium sur le tube digestif* est bien connue quant à ses phénomènes et commence à l'être quant à son mécanisme.

Il est commode et peut-être logique d'examiner séparément l'action sur l'estomac et sur l'intestin.

Souvent l'usage interne de l'opium ou de la morphine s'accompagne de nausées et de vomissements, et ces phénomènes se produisent même et peut être surtout après l'administration sous-cutanée, ce qui indique qu'ils sont dus très probablement à une excitation du centre vomitif; toutefois, il faut tenir compte des expériences de Alt, qui a montré que la morphine s'élimine au moins en partie par la muqueuse stomacale et que l'excitation des terminaisons nerveuses stomacales du pneumogastrique joue un rôle certain dans la genèse des nausées et des vomissements morphiniques.

En dehors de cette action vomitive, l'opium exerce une action inhibitoire sur la sécrétion gastrique : la quantité de suc gastrique sécrétée diminue, les digestions en sont rendues plus difficiles, plus lentes, le sentiment de la faim disparaît, il y a en définitive atonie, hypocrinie stomacale et anorexie. C'est là un écueil de la médication opiacée, il ne faudra jamais le perdre de vue, surtout chez les malades, tels les tuberculeux, chez lesquels l'estomac doit être entouré de soins pieux.

Au surplus, cette action hypocrinique, antisécrétoire ne s'exerce pas seulement sur la sécrétion gastrique, mais sur les sécrétions en général (urinaire, salivaire, bronchique, intestinale). Cette dernière mérite de nous arrêter un instant.

L'*opium et ses dérivés constipent*, tel est le fait clinique indiscutable. Comment constipe-t-il? On se trouve en présence de deux opinions inverses, comme pour l'action des purgatifs salins. Il est certain que ces deux opinions contiennent leur part de vérité, nous devons les retenir et les associer : 1° L'opium exerce une action véritablement antisécrétoire par l'intermédiaire des nerfs sécréteurs ; il est *anexosmotique*. La preuve expérimentale en a été donnée par Moreau : une anse isolée de l'intestin d'un chien, dans laquelle on introduit 20 centimètres cubes d'une solution au cinquième de sulfate de magnésie, contient, au bout de dix-huit heures, 500 centimètres cubes de liquide exsudé ; si l'animal est morphinisé, la même expérience ne fournit que quelques centimètres cubes d'un liquide purulent ; 2° L'opium exerce une action antispasmodique sur l'intestin, en d'autres termes *apaise les mouvements péristaltiques*. Les preuves cliniques en sont multiples : apaisement du ténesme rectal, des coliques par spasme intestinal, des diarrhées douloureuses, etc.

Les deux actions ne sont nullement antagonistes et on

peut admettre que l'*opium constipe en arrêtant la sécrétion intestinale et les mouvements péristaltiques.*

**L'action hypocrinique s'étend à peu près à toutes les sécrétions.**

Il est digne de remarque que cette *action hypocrinique s'étend à peu près à toutes les sécrétions*, ainsi qu'en témoignent la sécheresse de la bouche, la dysphagie, la diminution de la sécrétion lactée consécutives à l'ingestion d'opium.

*La sécrétion sudorale seule fait exception*, la diaphorèse opiacée est marquée, et cette diaphorèse est très vraisemblablement en rapport avec l'action d'excitation cardio-vasculaire du médicament. Ettmüller a signalé à ce propos que si l'opium était capable de déterminer l'apparition de sueurs plus ou moins profuses, en revanche il arrêtait dans une mesure plus ou moins accentuée les sueurs pathologiques.

## QUAND IL FAUT ADMINISTRER L'OPIUM

Les indications de l'opium ou de ses dérivés (morphine, codéïne, narcéïne, dionine, péronine, etc.) sont tellement nombreuses que les étudier toutes avec quelque détail amènerait à passer en revue la pathologie presque entière. Nous nous bornerons à rappeler les propriétés caractéristiques des opiacés, à en déduire les indications les plus fréquentes et les plus rationnelles.

Schématiquement l'*opium agit* comme *somnifère et sédatif du système nerveux*, *analgésique*, *antispasmodique*, *tonicardiaque et anti dyspnéique*, *anexosmotique et modificateur des sécrétions, modificateur des échanges nutritifs*. A chacune de ces propriétés correspond des indications particulières.

### *Opium somnifère et sédatif du système nerveux.*

*Somnifère et sédatif du système nerveux*, il procure le sommeil en calmant la douleur, en régularisant la circulation cérébrale et probablement aussi, comme nous l'avons vu précédemment, en vertu d'une action élective directe de l'opium sur les cellules nerveuses.

A ce titre, il se montrera supérieur au chloral dans *les insomnies douloureuses*, en particulier contre celles provoquées par les névralgies et les viscéralgies ; au contraire, il est peu efficace dans l'insomnie nerveuse par surmenage, qui s'accompagne toujours d'un certain degré de congestion cérébrale et contre laquelle le chloral et le sulfonal sont particulièrement actifs. Trousseau et Pidoux recommandent de même l'opium dans l'*insomnie des aliénés* avec hypocondrie et hyposthénie. L'opium enfin procure le sommeil aux *anémiques* en diminuant l'anémie cérébrale qui causait l'insomnie.

Comme sédatif du système nerveux et calmant, il est recommandable dans le *délire d'inanition* de la fin des maladies aiguës, où il remplit deux des indications principales, savoir une action sédative du système nerveux et une action toni-cardiaque. A ce même titre, il est indiqué dans les *délires asthéniques* postinfectieux (fièvre typhoïde, pneumonie, etc.). Dans le *délire alcoolique*, son emploi est plus délicat, il doit être repoussé dans le cas où le délire s'accompagne d'un certain degré de congestion cérébrale, il faudra alors lui préférer le chloral, les bromures, le chanvre indien, la jusquiame, etc.

Enfin, d'une *façon générale l'opium sera indiqué dans la plupart des cas où le trouble cérébral sera sous la dépendance de l'anémie, de l'hyposthénie; il sera au contraire contre-indiqué dans tous ceux qui dépendront de la congestion, de l'hyperactivité fonctionnelle.*

### Opium analgésique.

Son *pouvoir analgésique* lui crée les indications les plus étendues, puisqu'il en fait le *médicament type de la douleur*, c'est-à-dire du symptôme que nous ayons le plus souvent à combattre et pour lequel nous sommes sollicités de la façon la plus pressante.

*Névralgies, viscéralgies,* quelles qu'en soient la cause, douleurs aiguës à caractères paroxystiques, coliques de plomb, coliques hépatiques, coliques néphrétiques imposent souvent l'emploi de l'opium, de la morphine en injection sous-cutanée en particulier.

Il en est de même des douleurs du tabes, du cancer et, d'une façon générale, de toutes les manifestations douloureuses des affections aiguës ou chroniques ; mais dans ces derniers cas le praticien doit toujours être hanté par la crainte de la morphinomanie et ne devra se déterminer à ce moyen vraiment héroïque qu'après avoir épuisé la gamme des analgésiques possibles dans le cas particulier (antipyrine, exalgine, chloral, applications externes, etc.). Si enfin l'acuité des accidents l'obligent aux piqûres de morphine, il devra toujours se demander si l'affection est certainement assez douloureuse ou incurable pour faire courir à son malade le risque de la morphinomanie, et nous nous rallions à la formule de Manquat : « *Il faut réserver la* « *morphine pour les douleurs transitoires ou graves*, celles « que provoque l'appendicite ou le cancer par exemple, et « *aux périodes ultimes des maladies douloureuses*, pour « faire passer sans trop de souffrance les derniers moments « du malade. »

### Opium antispasmodique.

Comme *antispasmodique*, inhibitoire des contractions réflexes, il trouvera son indication dans *la toux*, et à ce sujet on devra toujours avoir présent à l'esprit qu'il est des toux, véritablement utiles, expulsives, expectorantes qu'il faut savoir respecter car elles constituent une réaction de défense de l'organisme des plus efficaces et des plus salutaires ; en revanche les toux inutiles, non expulsives, non expectorantes devront être combattues avec vigueur. Quoi qu'il en soit, l'action antispasmodique de l'opium unie à son action sur les sécrétions en fait un médicament des plus employés dans les *affections broncho-pulmonaires tussigènes;* nous ne saurions assez mettre en garde contre l'abus qui est fait de cette drogue dans ces cas et ne saurions assez insister sur ce fait que quand la toux est expectorante, elle est utile, nécessaire, indispensable et qu'il convient tout au plus de la modérer ; la supprimer c'est augmenter l'encombrement des bronches, inhiber leur pouvoir réflexe de défense, aggraver la maladie, en prolonger la durée sinon pis encore.

De même quand le *vomissement* est provoqué par une irritation des nerfs de la muqueuse digestive comme dans le cas d'ingestion d'une substance vomitive, de cancer, d'ulcère, l'opium pris par voie stomacale peut rendre d'utiles services.

Les *spasmes douloureux de la dysenterie*, *de l'iléus spasmodique*, de la *hernie étranglée*, *de l'appendicite*, seront de même calmés par l'opium, et nous avons vu quelquefois des occlusions intestinales qui avaient résisté aux moyens médicaux ordinaires et même au lavement électrique céder sous l'influence de quelques centigrammes d'extrait thébaïque et des hernies étranglées se réduire sous la même influence. Toutefois, dans l'appendicite au moins, l'opium ne doit être donné qu'avec ménagement car il diminue la résistance nerveuse et favorise l'infection de ce fait, et, objection plus grave, il procure un calme trompeur qui peut masquer la gravité réelle de la maladie et faire différer, pour le grand malheur du malade, l'opération libératrice.

*La cystalgie, les érections douloureuses de la blennorha-*

*gie, la coqueluche, l'asthme*, sont aussi quelquefois très heureusement amendés par l'opium.

*En somme les spasmes musculaires des fibres lisses (bronchiques, digestives, génito-urinaires) sont très heureusement combattus par l'opium*, et cette loi est bien vérifiée par l'*action curative de l'opium à haute dose dans l'avortement.* Quand il y a menace d'avortement le repos absolu combiné avec l'emploi de lavements laudanisés (20 à 25 gouttes pour un lavement), renouvelés au besoin au bout de six ou de douze heures, pendant deux ou trois jours si cela est nécessaire, constitue le meilleur traitement de l'avortement.

*Dans les affections convulsives, (spasmes musculaires des fibres striées) l'action de l'opium est incertaine et inconstante.* Flechsig cependant traite *l'épilepsie* par l'association bromuro-opiacée (V. Bromures). Son emploi dans le *tétanos* est à peu près abandonné, en tous cas il devrait être, suivant le conseil de Babinski, associé au chloral. Dans *l'hystérie*, dans la *chorée grave* son action est médiocre, inférieure en tous cas aux valérianates dans le premier cas, aux bromures dans le second.

### *Opium antidyspnéique.*

*Le pouvoir antidyspnéique de la morphine* est fonction d'actions multiples que nous avons précédemment énumérées : 1° l'opium, nous l'avons dit, est *toni-cardiaque*, à ce titre il soulage le cœur et peut agir heureusement sur la *dyspnée d'effort des aortiques* par exemple, en abaissant la tension sanguine et en dilatant les vaisseaux périphériques ; 2° il *combat dans une certaine mesure l'anémie cérébrale et bulbo-protubérantielle* qui joue un rôle fort important dans la *dyspnée des aortiques et des péricardites*, en revanche cette action congestionnante relative le *contre-indique dans les affections mitrales* où la tendance congestive cérébro-spinale est déjà manifeste ; 3° *il calme les névralgies des plexus aor-*

*tique et pulmonaire* et est, de ce fait, le médicament de choix dans *l'angine de poitrine par lésion aortique* à moins toutefois qu'il ne s'agisse d'angine de poitrine à forme asphyxique d'ailleurs fort rare, forme dans laquelle l'opium ne pourrait qu'exagérer les accidents d'asphyxie ; 4° enfin peut-être faut-il admettre *une action élective, antidyspnéique sur le centre respiratoire bulbaire* pour expliquer les résultats souvent merveilleux de la morphine dans la *dyspnée paroxystique de l'asthme essentiel* et même quelquefois dans la *dyspnée urémique* et dans la *dyspnée terminale des grands cavitaires* ou du pneumothorax ; en revanche l'opium échouera à peu près sûrement dans le faux asthme, dans l'asthme cardiaque des mitraux en particulier.

Mais il faut bien savoir qu'inversement *l'opium est contre-indiqué* quand il y a tendance à la *congestion et à la stase cérébrale* (somnolence, subdélire) et surtout quand il y a un *obstacle quelconque à la circulation pulmonaire* (affections mitrales, catarrhe prononcé, etc.) ou phénomènes de *parésie broncho-pulmonaire* (cyanose, asphyxie, toux non expulsive, etc.). Nous avons déjà insisté sur ce point à l'occasion des indications qui dérivent du pouvoir antispasmodique de l'opium, et de son emploi dans les bronchites en particulier.

Enfin *l'imperméabilité rénale* est une *contre-indication* au moins relative.

### *Opium anexosmotique.*

Pour combattre les hypercrinies, pour diminuer les sécrétions, c'est-à-dire comme *anexosmotique*, on emploie l'opium dans les catarrhes instestinaux (diarrhée) et bronchiques (bronchites très humides).

Dans la *dysenterie* on l'emploie souvent associé à l'ipéca (Voy. Associations opiacées). Dans la *diarrhée*, l'opium en nature, le laudanum, l'élixir parégorique sont très supérieurs à la morphine. Il est probable qu'ici l'opium agit de façon complexe : 1° par son action antispasmodique, en diminuant les mouvements intestinaux ; 2° par une action anexosmotique, anti-sécrétoire peut-être d'origine nerveuse, centrale ; 3° par atténuation de la douleur cause provocatrice de réflexes sécrétoires et péristaltiques. Mais ici comme pour la toux il ne faudra pas oublier que la diarrhée est souvent un réflexe de défense de l'organisme qui évacue des substances nocives, irritantes ou toxiques et qu'avant d'essayer de l'arrêter, il faut se demander si cette action thérapeutique est utile ; le plus souvent il conviendra tout au plus de la modérer par des doses opiacées moyennes. On l'a employé avec succès dans la diarrhée prodromique du *choléra asiatique.*

De même que l'opium nous paraît contre-indiqué dans tous les cas de bronchite avec parésie broncho-pulmonaire et tendance à l'encombrement bronchique, à la cyanose, à l'asphyxie, de même il nous paraît contre-indiqué dans les cas de diarrhée avec tendance à l'infection, à la toxémie (ralentissement et petitesse du pouls, refroidissement des extrémités, abaissement de la température centrale, etc.), cette règle s'applique avec plus de rigueur encore qu'aux adultes, aux enfants dont la sensibilité à l'opium est si grande.

### *L'opium ralentit les échanges organiques.*

L'opium, nous l'avons dit, paraît *ralentir chez l'homme les échanges organiques*, modérer le mouvement de désassimilation, et les oxydations azotées, diminuer la formation du sucre dans le foie, abaisser la quantité des urines. Il peut donc être employé dans le *diabète* où Fraser et Lécorché l'ont vu réduire rapidement la polyurie, la glycosurie, la boulimie et la polydypsie. Mais son action n'est que temporaire et semble cesser après l'administration du médicament, un certain nombre d'auteurs l'ont accusé de prédisposer aux accidents toxiques, en sorte qu'il est contre-indiqué chez les diabétiques menacés d'acétonémie, qu'il ne doit être donné qu'à doses modérées, et qu'enfin il ne doit être donné, comme le fait M. Robin, que de façon intermittente, *alternante*, avec d'autres drogues antidiabétiques (antipyrine, quinine, arsenic, bromures, etc.). Et comme l'a dit ce dernier auteur, « ce qui a nuï à l'extrait thébaïque plus que les objections de ses adversaires, c'est l'exagération de ses partisans qui n'ont pas craint, comme Tomasini, d'en donner 3 grammes par jour quand 0 gr, 25 à 0 gr. 50 sont largement suffisants. » On se rappellera d'ailleurs que dans le diabète, la codéine dont l'action hypnotique et stimulante est faible est presque aussi efficace que la morphine elle-même.

### *Contre-indications de l'opium.*

Nous avons, toutes les fois que l'occasion s'en est présentée, indiqué les *contre-indications absolues ou relatives de l'opium*, nous les résumerons pour finir, car il faut les avoir toujours présentes à l'esprit dans la pratique journalière où la médication opiacée tient une si large place.

*L'opium est contre-indiqué :*

1° *Dans les états inflammatoires et congestifs du système nerveux central* en particulier quand il y a éréthisme circulatoire, pouls plein et dur, dans la *méningite* par exemple où on lui préférera le chloral et les bromures, dans la *fièvre* où on lui préférera les antipyrétiques, dans le *surmenage* où le trional et le sulfonal font mieux, dans la *congestion cérébrale, la tendance à l'apoplexie ;*

2° Dans les *états adynamiques* et en particulier dans les adynamies s'accompagnant de parésie broncho-pulmonaire, avec tendance à l'œdème pulmonaire, à la cyanose et à l'asphyxie, à la dilatation du cœur droit;

3° Dans les *affections rénales*, surtout dans celles où l'élimination rénale est très amoindrie, quoique, nous l'avons dit, la morphine soit souvent un remède héroïque contre la dyspnée des urémiques ;

4° Enfin il faut bien savoir que *les très jeunes enfants* supportent mal, en général, les opiacés.

## COMMENT IL FAUT PRESCRIRE L'OPIUM

Les principales formes pharmaceutiques opiacées de la pharmacopée sont :

### *Préparations d'opium.*

1° *L'opium brut*, opium en nature, poudre d'opium peu employée. L'opium des pharmaciens séché à 100° doit donner environ 10 p. 100 de morphine et 50 p. 100 d'extrait;

2° L'extrait gommeux ou aqueux d'opium ou *extrait thébaïque ;*

3° Des extraits vineux ou acétiques d'opium, véritables vins ou vinaigres d'opium, dont les plus usités sont :

*a* Les *gouttes noires anglaises*, (opium, acide acétique, muscade, eau distillée) ;

*b* Le *laudanum de Rousseau*, vin d'opium obtenu par fermentation d'opium et de miel dans du vin. Il ne renferme pas d'aromates comme le suivant auquel il devrait être préféré pour l'usage interne;

*c* Le *laudanum de Sydenham*, le plus connu en France, vin d'opium composé obtenu par macération. Nous en rappelons la formule : (opium 200, safran 100, cannelle 15, girofle 15, vin de Grenache, 1600).

4° La *morphine*, alcaloïde tiré de l'opium, que l'on emploie le plus souvent sous forme de chlorydrate de morphine, habituellement en solutions aqueuses pour injections hypodermiques;

5° Des sirops opiacés officinaux dont les principaux sont les suivants :

*a Sirop diacode* ou sirop d'opium faible dont nous reproduisons la formule :

| | |
|---|---|
| Extrait d'opium. . . . . . . . . . . . | 0 gr. 50 |
| Eau distillée. . . . . . . . . . . . . . | 4 gr. 50 |
| Sirop de sucre. . . . . . . . . . . . . | 995 grammes |

Un centigramme d'extrait thébaïque par cuiller à soupe.

*b Sirop thébaïque* ou sirop d'extrait d'opium :

| | |
|---|---|
| Extrait d'opium . . . . . . . . . . . . | 2 grammes |
| Eau distillée . . . . . . . . . . . . . | 3 » |
| Sirop de sucre. . . . . . . . . . . . . | 995 » |

4 centigrammes d'extrait thébaïque par cuiller à soupe.

*c Sirop de morphine*, titré à un centigramme de chlorhydrate de morphine par cuillère à soupe.

*d Sirop de codéine*, titré à 4 centigrammes de codéine par cuillère à bouche.

*e Sirop de narcéine*, peu employé, titré à 2 centigrammes par cuillère à soupe.

## *Préparations de morphine.*

1° Quant aux *préparations de morphine leur préparation doit être aussi récente que possible*, tant à cause de leur dissociation possible, que de la formation d'apomorphine et de l'envahissement par les mucédinées et les bactéries des solutions anciennes. Cette remarque s'applique avec une force particulière au sirop de morphine de Codex qu'il y aura intérêt, vu son ancienneté probable, à remplacer par la préparation magistrale suivante qui titre de même un centigramme de chlorhydrate de morphine par cuillère à soupe.

| | |
|---|---|
| Chlorhydrate de morphine . . . . . . | 10 centigrammes |
| Eau distillée . . . . . . . . . . . . | 100 grammes |
| Sirop de framboise . . . . . . . . . | 60 » |

2° On a préconisé, ces années dernières, la *dionine* qui est un chlorhydrate d'éthyl-morphine. On en obtient les effets les meilleurs. On l'emploie sensiblement aux mêmes doses que la morphine tant en injections sous-cutanées, qu'en gouttes en solution dans l'eau de laurier-cerise et qu'en potions.

Par exemple :

| | |
|---|---|
| Dionine. . . . . . . . . . . . . . . . | 10 centigrammes |
| Eau de laurier cerise. . . . . . . . . } Eau distillée . . . . . . . . . . . . } | ââ 5 grammes |

Pour injection sous-cutanées, 1 à 3 cent. cubes.

| | |
|---|---|
| Dionine. . . . . . . . . . . . . . . . | 0 gr. 40 |
| Eau de laurier cerise. . . . . . . . . | 10 grammes |

X gouttes soit 2 centigrammes dans un liquide sucré.

| | |
|---|---|
| Dionine. . . . . . . . . . . . . . . . | 0 gr. 40 |
| Sirop de framboises . . . . . . . . . | 150 grammes |
| Eau distillée . . . . . . . . . . . . . | 200 » |

Une cuiller à soupe contient 0 gr. 02 de dionine.

Mentionnons encore la *péronine* (chlorydrate de benzyl-morphine), et l'*héroïne* (diacétyl-morphine) succédanés possibles de la morphine.

## Equivalence des préparations opiacées.

Rappelons les *équivalences approximatives* de ces diverses préparations opiacées les plus communément employées, nous disons approximatives, parce qu'elles ne tiennent compte en définitive que de leur teneur moyenne en principes opiacés actifs :

*Un centigramme de chlorhydrate de morphine équivaut :*

à cinq centigrammes d'extrait thébaïque ;

à dix centigrammes d'opium brut;

à vingt-cinq centigrammes ou sept gouttes de gouttes noires anglaises;

à quarante centigrammes ou 14 gouttes de laudanum de Rousseau ;

à quatre-vingts centigrammes ou vingt-huit gouttes de laudanum de Sydenham ;

à dix grammes soit cinq cents gouttes d'élixir parégorique ;

à vingt grammes, une cuillère à soupe de sirop thébaïque, de sirop de codéine, et de sirop de morphine, et de sirop de narcéine ;

à quatre-vingts grammes, quatre cuillères à soupe, de sirop diacode.

*Posologie infantile.*

La posologie indiquée par Comby chez les enfants est la suivante :

La *morphine* peu employée chez les enfants, a cependant été recommandée dans le premier âge par M. Borde qui lui attribue la guérison de nombreux cas de diarrhée et le prescrit à la dose de 1/2 milligramme par mois d'âge soit un gramme d'une solution à 1 p. 2000, (un centigramme de chlorhydrate de morphine pour 20 grammes d'eau). Comby indique pour l'injection sous-cutanée un milligramme par année d'âge.

Pour l'*extrait thébaïque* on peut admettre un demi-centigramme par année d'âge ;

Pour l'*opium brut*, un centigramme ;

Pour le *laudanum de Rousseau*, quatre centigrammes soit une goutte ;

Pour le *laudanum de Sydenham*, huit centigrammes soit deux gouttes ;

Pour le *sirop de morphine*, deux grammes ;

Pour le *sirop de codéine*, deux grammes ;

Pour le *sirop thébaïque*, deux grammes ;

Pour le *sirop diacode*, trois grammes.

On se rappellera qu'en fractionnant les doses, et en procédant à leur élévation graduelle on peut aller très loin sans danger.

**Posologie chez l'adulte.**

Quant à la *posologie chez l'adulte*, quant à la détermination des doses dites faibles, fortes, moyennes, il faut bien savoir que cette détermination est essentiellement individuelle et que telle dose réputée 100 fois toxique est parfaitement tolérée par tel individu ; ainsi le malade de Trousseau absorba, en une fois, près de 800 grammes de laudanum et cette dose effrayante ne lui procura qu'un sommeil de quelques heures. Un cas d'intoxication mortelle avec une dose de six centigrammes de chlorhydrate de morphine a été publié récemment et nous avons vu, d'autre part, un adulte, n'ayant jamais absorbé d'opium sous une forme quelconque, dormir seulement deux heures et n'accuser aucune espèce de malaise après une injection massive de six centigrammes de chlorhydrate de morphine.

« De tous les médicaments héroïques, dit Pouchet, l'opium « est certainement celui qui varie le plus dans les doses « capables d'amener les mêmes résultats, non seulement « chez des individus différents, mais encore chez un même « individu, suivant les circonstances particulières dans les« quelles il se trouve placé. Toutefois comme il est néces« saire de fixer certaines quantités pour représenter ce qu'on « veut dire, voici quelles sont, en moyenne, les quantités « d'opium, en extrait thébaïque, capables de déterminer cha« cune des phases que je viens d'indiquer : l'impression, « l'imprégnation, la saturation et l'intoxication. »

L'*impression* est caractérisée par l'absence de sommeil, la suractivité cérébrale, un état agissant du cerveau, qui est précisément l'état recherché par les morphinomanes; cet état est réalisé par l'ingestion en une fois, par un individu non accoutumé d'une *dose de 2 à 5 centigrammes d'extrait thébaïque.*

La *dose d'imprégnation* qui va déterminer, au moins dans la grande majorité des cas, un effet hypnotique est en moyenne de *5 à 10 centigrammes.*

La *phase de saturation* qui porte à son summum l'activité médicamenteuse de la substance toxique sera atteinte par l'ingestion d'une *dose de 10 à 20 centigrammes.*

Enfin la *phase d'intoxication* caractérisée par l'enchaînement de toutes les fonctions nerveuses et l'apparition des phénomènes toxiques que nous étudierons ultérieurement sera réalisée par les *doses supérieures à 20 centigrammes.*

## ASSOCIATIONS OPIACÉES

L'opium et ses dérivés se prêtent à des associations nombreuses répondant à des indications multiples. Quelques-unes sont sanctionnées par une expérience séculaire et font l'objet de *préparations officinales.* Nous rappellerons les principales.

### *Préparations officinales.*

Les *pilules dites de Cynoglosse* du Codex, pilules de 20 centigrammes, renferment chacune deux centigrammes d'extrait thébaïque et autant de jusquiame associés à de l'écorce de racine de cynoglosse, de la poudre de myrrhe, d'oliban et de castoréum. Elles constituent un excellent calmant de la toux et s'emploient à la dose de 2 à 4 par jour.

La *poudre de Dower* est une des poudres composées officinales dont les indications sont le plus fréquentes. Un gramme de poudre de Dower a la composition suivante :

| | |
|---|---|
| Poudre d'ipécacuanha . . . . . . . . | ââ o gr. 10 |
| Poudre d'opium officinal . . . . . . . | |
| Sulfate de potasse . . . . . . . . . . | ââ o gr. 40 |
| Nitrate de potasse . . . . . . . . . . | |

Elle est évacuante, expectorante par son ipéca, calmante, sédative par son opium, diurétique et diaphorétique par ses sels de potasse. On pourra à ce titre l'employer dans les maladies rhumatismales et éruptives, dans la grippe, dans la congestion pulmonaire. On admet classiquement que la dose moyenne quotidienne est de *cinq centigrammes par année d'âge;* on conseille l'abstention de cette poudre chez les enfants, jusqu'à 3 ans; si les indications en sont précises nous ne voyons pas pourquoi on s'en passerait même à cet âge.

La poudre de Dower ou poudre d'ipécacuana opiacée peut à son tour entrer dans des préparations composées ; c'est ainsi que dans certaines formes de congestions pulmonaires pyrétiques avec toux opiniâtre on pourrait remplir les multiples indications du cas donné en formulant :

| | |
|---|---|
| Poudre de jusquiame. . . . . . . . . | 0 gr. 10 |
| Sulfate de quinine . . . . . . . . . . | 0 gr. 50 |
| Poudre de Dower . . . . . . . . . . | 0 gr. 40 |

Pour un cachet n° 2.

à prendre en deux fois (suivant prescription) dans les 24 heures, avec une tasse de tisane aromatique bien chaude.

Une *bonne pilule expectorante* serait la suivante, proposée par Liégeois :

| | |
|---|---|
| Poudre de Dower . . . . . . . . . . | 0 gr. 10 |
| Gomme ammoniaque. . . . . . . . . } | ââ 0 gr. 05 |
| Benjoin de Siam. . . . . . . . . . } | |
| Baume de soufre anisé . . . . . . . . | II gouttes |

Pour une pilule, 5 à 6 par jour.

L'*association opium-ipéca-calomel* a été préconisée dans le *traitement de la dysenterie*, elle est réalisée dans les *pilules de Segond*, peut-être un peu trop délaissées aujourd'hui :

| | |
|---|---|
| Extrait aqueux d'opium. . . . . . . . | 0 gr. 05 |
| Calomel . . . . . . . . . . . . . . | 0 gr. 20 |
| Ipéca en poudre. . . . . . . . . . . | 0 gr. 40 |
| Sirop de nerprun ou extrait de rhubarbe. | q. s. |

Pour 6 pilules à prendre de deux en deux heures.

L'*élixir parégorique*, ou teinture d'opium camphrée, est une préparation opiacée non moins célèbre et encore plus recommandable. C'est une solution dans de l'alcool à 60°, d'extrait thébaïque, d'acide benzoïque, de camphre et d'essence d'anis. 10 grammes équivalent théoriquement à 5 centigrammes d'extrait thébaïque, équivalence toute théorique, car l'action de l'élixir parégorique est certainement très différente de celle de l'extrait thébaïque pur et en tous cas 10 grammes d'élixir parégorique bien préparé nous ont toujours paru très supérieurs comme action à 0 gr. 05 d'extrait thébaïque.

L'action en est tout à fait remarquable dans les affections douloureuses gastro-intestinales, dans les diarrhées d'été, les entéralgies provoquées pas les gaz, etc. Outre son action calmante, elle jouit de propriétés anexosmotiques et antiseptiques.

Son goût fort agréable de teinture anisée en rend l'administration des plus faciles ; on peut la prescrire en gouttes dans un demi-verre à liqueur d'eau sucrée. Un gramme est représenté par 48 gouttes, ce qui nous paraît une bonne dose moyenne pour une prise qui pourra être renouvelée, si besoin est chez un adulte, 5 à 6 fois dans les 24 heures.

La *posologie infantile* est mal déterminée, toutefois les doses suivantes nous paraissent recommandables comme moyenne : dose pro die 12 à 20 gouttes par année d'âge, dose par prise 2 à 3 gouttes par année d'âge.

Au surplus, comme la poudre de Dower, l'élixir parégorique se prête admirablement aux formules plus complexes, c'est ainsi que dans la gastro-entérite aiguë des enfants, nous nous sommes souvent bien trouvés, outre le régime, de la mixture suivante :

| | |
|---|---|
| Elixir parégorique. . . . . . . . . . . | XXX gouttes |
| Benzonaphtol . . . . . . . . . . . . . | 0 gr. 50 |
| Sirop de coings . . . . . . . . . . . . | 10 grammes |
| Eau distillée de canelle. . . . . . . . . . | 50 » |

Par cuiller à café toutes les trois heures.

Nous ne rappelons que pour mémoire deux électuaires opiacés célèbres, la *thériaque* et le *diascordium*, qu'on ne peut vraiment rationnellement recommander, car le mieux qu'on en puisse dire, c'est que la composition nous en est mal connue, que la préparation officinale ne peut, de l'aveu même des pharmaciens, nous donner aucune garantie, et qu'il y a partant tout avantage à les remplacer par des formules moins compliquées et plus modernes. La thériaque était en somme composée d'opium, d'amers telle la gentiane et d'aromatiques telle la cannelle. Le diascordium, outre l'extrait thébaïque (6 milligrammes pour un gramme), renfermait des astringents tel le tannin et des feuilles de scordium, plante inerte comme la cynoglosse.

### *Préparations magistrales.*

Ces quelques exemples de préparations officinales opiacées font pressentir l'extrême variété des *préparations magistrales* possibles.

Il est des *associations particulièrement recommandables*, en ce que les substances associées exercent une action synergique de l'opium, telles sont celles : *avec le choral* (hypnotique) par exemple.

| | |
|---|---|
| Sirop de chloral . . . . . . . . . . . | ââ |
| Sirop de morphine . . . . . . . . . . | |

comme hypnotique ;

*Avec le chloroforme*, comme anesthésique externe.

| | |
|---|---|
| Laudanum de Sydenham . . . . . . . | 30 grammes |
| Chloroforme . . . . . . . . . . . . . | 10 » |

Pour usage externe.

*Avec les astringents* comme hypocrinique, antisécrétoire, c'était le principe du diascordium. Par exemple dans la diarrhée des tuberculeux, on se trouvera souvent bien de la préparation suivante :

| | |
|---|---|
| Poudre de Dower . . . . . . . . . . | ââ 0 gr. 25 centigr. |
| Salicylate de bismuth . . . . . . . | |
| Tanin . . . . . . . . . . . . . . . | |
| Phosphate de chaux . . . . . . . . | |

Pour un cachet, en prendre 2 par jour.

*Avec l'alcool* comme diaphorétique et excitant cardiaque, c'est ainsi que dans la gastro-entérite des enfants avec tendance au collapsus, Grasset recommande la formule suivante :

| | | |
|---|---|---|
| Acide lactique. . . . . . . . . . . . . | | 5 grammes |
| Laudanum de Sydenham . . . . . . . | | I goutte |
| Rhum ou cognac. . . . . . . . . . . | } ââ | 40 grammes |
| Sirop de coings . . . . . . . . . . . | | |
| Eau distillée . . . . . . . . . . . . . | | q. s. p. un demi-litre |

A donner par gorgées après des petits repas composés de viande crue.

Il en est au contraire que l'on doit éviter à cause des *actions antagonistes*. Quelques-unes sont à déconseiller franchement, telle l'association à la *strychnine* (excitant du système nerveux), au café ou à la *caféine* pour la même raison.

Les autres sont moins formellement mauvaises, telle l'association de l'opium et de la *quinine*, qui peut rendre, nous l'avons vu, des services dans les hémoptysies et qui est souvent le remède héroïque de la *névralgie* où l'on pourra prescrire :

| | |
|---|---|
| Extrait thébaïque . . . . . . . . . . . | 0 gr. 025 |
| Bi-chlorhydrate de quinine. . . . . . | 0 gr. 25 |

Pour un cachet, en prendre 4 par jour à trois heures d'intervalle.

L'association de l'opium et de la *belladone*, a déjà fait couler beaucoup d'encre. En fait *il y a entre ces deux substances, un certain antagonisme* pour quelques-uns de leurs effets physiologiques : l'opium excite les noyaux du pneumogastrique, la belladone les paralyse ; l'opium paralyse le centre respiratoire, la belladone l'excite ; l'opium produit la contraction de la pupille, la belladone sa dilatation ; l'opium est sudorifique, la belladone anti sudorifique. *Mais il y a synergie entre quelques autres de leurs effets*, l'opium et la belladone excitent puis paralysent les centres nerveux, les centres vaso-moteurs, les nerfs sensitifs. L'opium et la belladone ne sont donc que partiellement antagonistes, en sorte que cet antagonisme partiel peut être thérapeutiquement utilisable pour obvier par exemple à certains accidents de la médication morphinique sans pourtant en inhiber les effets utiles. C'est ainsi que l'association de l'atropine et de la morphine est spécialement indiquée dans les coliques néphrétique et hépatique où l'action antispasmodique des deux drogues est synergique et où d'autre part elle semble prévenir les nausées que cause souvent la morphine seule. Dastre et Morel enfin l'ont préconisée dans le but de prévenir les accidents de la chloroformisation.

| | |
|---|---|
| Sulfate d'atropine . . . . . . . . . . . | o gr. 01 |
| Chlorhydrate de morphine . . . . . . | o gr. 10 |
| Eau de laurier-cerise. . . . . . . . . . | q. s. pour 10 cc. |

Un centimètre cube renferme un centigramme de chlorydrate de morphine et un milligramme de sulfate d'atropine.

L'association *éthéro-opiacée* est aussi recommandable chez les sujets affaissés, déprimés, chez lesquels on doit craindre une *défaillance*, le collapsus ; on pourra faire simultanément une piqûre d'éther et une de morphine.

On pourrait encore, pour augmenter l'*action toni-cardiaque*, associer la *morphine à la spartéine* dont l'action est rapide et puissante.

| | |
|---|---|
| Sulfate d'atropine . . . . . . . . . . . | o gr. 01 |
| Chlorhydrate de morphine . . . . . . | o gr. 10 |
| Sulfate de spartéine . . . . . . . . . . | o gr. 50 |
| Eau de laurier-cerise. . . . . . . . . . | q. s. pour 10 cc. |

un centimètre cube renferme : un milligramme de sulfate d'atropine, un centigramme de chlorydrate de morphine, cinq centigrammes de sulfate de spartéine.

Pour renforcer l'*action analgésique* de la morphine et la rendre plus durable, on pourra associer la *morphine et la cocaïne*.

| | |
|---|---|
| Chlorhydrate de morphine . . . . . . | ãã o gr. 10 |
| Chlorhydrate de cocaïne . . . . . . . | |
| Eau stérilisée. . . . . . . . . . . . . | 20 grammes |

Enfin si l'on emploie le *sulfate de morphine*, il sera prudent de l'associer à *l'acide phénique* ou à *l'acide salicylique pour en éviter l'altération rapide.*

| | |
|---|---|
| Sulfate de morphine . . . . . . . . . } Acide phénique. . . . . . . . . . . } | ââ o gr. 5o |
| Glycérine pure . . . . . . . . . . . . | 10 grammes |
| Eau distillée bouillie. . . . . . . . . | 5o » |

*Opium comme correctif.*

Nous pourrions multiplier ces exemples à l'infini : — comme *correctif* en particulier l'opium joue un rôle considérable en thérapeutique. Eisenmann, dans son très remarquable travail sur *les propriétés correctives de l'opium*, arrive à cette conclusion que *tous les remèdes héroïques gagnent en vertu curative et perdent de leurs propriétés toxiques par leur association avec l'opium*. D'après Pouchet cette action corrective s'exerce de deux façons : en empêchant ou modérant « l'intolérance gastro-intestinale, les nausées, les vomissements, la diarrhée, la flatulence, l'irritation plus ou moins intense que peut provoquer ce médicament et en facilitant, voire en exaltant les propriétés actives des autres médicaments. » C'est ainsi que le tartre stibié est beaucoup mieux supporté quand on administre d'une façon temporaire une certaine quantité d'extrait thébaïque, c'est ce qui ressort de la si consciencieuse étude de Delioux de Salignac, relative à l'influence de l'opium et des huiles essentielles sur la tolérance et l'action thérapeutique des antimoniaux. Il en est de même du mercure (voy. mercure). L'association du camphre à l'extrait thébaïque et aux préparations opiacées exalte la valeur hypnoptique de ces différentes préparations.

*Conclusion.*

Ces considérations légitiment dans une certaine mesure la *conclusion* de Fonssagrives. « Combien nombreuses sont les applications de l'opium, ce *médicament princeps* qui domine en quelque sorte la thérapeutique tout entière et que le praticien apprend à manier pendant toute la durée de son activité professionnelle, sans pouvoir espérer qu'il arrive jamais à en prendre une possession complète. C'est un sujet d'étude en quelque sorte inépuisable ; il a commencé avec la médecine et il finira avec elle. »

## ACCIDENTS DE L'OPIUM

*L'intoxication par l'opium* présente avec l'intoxication alcoolique, à côté de quelques différences, de telles analogies symptomatiques tant dans sa forme aiguë (empoisonnement aigu, ivresse) que dans sa forme chronique (alcoolisme, morphinisme), tant dans ses manifestations individuelles, que dans ses conséquences sociales (alcoolisme des Européens, opiophagie des Asiatiques) que le parallèle s'impose.

### *Intoxication aiguë.*

De fait, dans les deux cas, des doses, même modérées, peuvent le lendemain provoquer des troubles divers tels que la céphalalgie, la sécheresse de la bouche, un état nauséeux.

Des doses plus considérables provoquent souvent une *excitation psychique temporaire*, mise à profit par quelques auteurs (Verlaine, Musset, etc.), avec augmentation de l'activité physique, accélération des battements du cœur ; période à laquelle succède *un état de somnolence* avec *diminution de la sensibilité* après laquelle *le sommeil* s'établit.

Des doses plus fortes encore, variables d'ailleurs, suivant l'accoutumance du sujet, abrègent sa période d'excitation, rendent le sommeil plus rapide, plus profond et aboutissent à un *état comateux* avec abolition des réflexes, respiration stertoreuse, dont l'analogie est assez grande dans les deux cas (alcool, opium) pour en rendre souvent le diagnostic difficile ; cependant dans l'empoisonnement alcoolique les pupilles sont dilatées, le pouls plein et mou, la peau plutôt chaude, dans l'empoisonnement par l'opium les pupilles sont, à l'ordinaire, fortement rétrécies, le pouls faible et arythmique, la peau froide et visqueuse.

La terminaison est la même ou bien la respiration et la circulation s'améliorent, le sommeil devient plus naturel, le malade revient à la vie, ou au contraire le pouls s'affaiblit de plus en plus, la respiration s'embarrasse et le malade meurt soit dans un collapsus brusque, soit après une période de convulsions cloniques et toniques.

Tel est en résumé le tableau de l'intoxication aiguë opiacée et alcoolique.

*Intoxication chimique.*

Le *Morphinisme* ou intoxication chronique par l'opium présente de même les plus grandes analogies avec l'alcoolisme et le tableau clinique que M. Lancereaux a fait jadis du morphinisme et auquel nous ne pouvons mieux faire que nous reporter s'applique presque trait pour trait à l'alcoolisme. Le morphinisme se traduit dans l'ordre chronologique :

1° Par *le besoin impérieux de la morphine*, résultat de la propriété qu'a la morphine de provoquer après la période d'excitation un état de dépression dont une nouvelle dose de morphine peut seule tirer le malade, en sorte que dans la cure du morphinisme la suppression du toxique peut provoquer des phénomènes dits d'abstinence (faiblesse du cœur, troubles digestifs, albuminurie, troubles nerveux, insomnie, asthénie) dont un seul est vraiment redoutable, l'insuffisance cardiaque.

2° Par des *troubles digestifs* consistant en de l'inappétence, de la sécheresse de la bouche, de la constipation et plus tard de la diarrhée.

3° Par des *désordres nerveux*, consistant en une stimulation cérébrale avec trouble et déséquilibre de ses fonctions, diminution de la sensibilité, de la mémoire, perversion des perceptions produisant une sorte de délire imaginatif, un affaiblissement des sentiments affectifs et du sens moral. Les hallucinations sont rares, les sens tardivement atteints. On peut constater du tremblement et la suppression des réflexes tendineux.

4° Par des *troubles de la nutrition* : amaigrissement, émaciation, teinte jaune et terreuse de la peau, atrophie musculaire, etc.

5° Par des *troubles génitaux*, absence de désirs vénériens, aménorrhée, stérilité chez la femme, impuissance chez l'homme.

### *Alcoolisme et opiophagie.*

« Si nous introduisions l'usage de l'alcool dans l'Inde, « dit Lauder-Brunton (1), il est probable qu'il y causerait plus « de ravages qu'ici. Inversement quand nos compatriotes « contractent l'habitude de l'opium, ils en ressentent les « effets les plus pernicieux. L'habitude de manger l'opium « semble être plus fatale aux Occidentaux qu'aux Orientaux ; « car dans l'Inde et en Chine le peuple semble accoutumé « à ce poison depuis des siècles : une foule de personnes y « prennent l'opium comme on prend l'alcool chez nous. En « Angleterre, vous compterez des milliers, des dizaines de « milliers de personnes qui prennent un verre de bière ou « de vin, deux ou trois fois par jour, sans jamais dépasser ou « vouloir dépasser cette dose. Elles s'en trouvent bien, et « probablement elles le sont réellement. Les Chinois et les

(1) LAUDER BRUNTON. Action des médicaments. (C. Naud, éditeur.)

« Indiens usent de l'opium absolument de la même façon. « Ils en avalent une petite quantité deux ou trois fois par « jour, ils s'en trouvent bien et ne demandent jamais à en « prendre de plus grandes quantités. On n'y entend pas « critiquer, ou très peu, les mangeurs d'opium, parce qu'il « n'y a là rien d'extraordinaire, rien qui frappe l'attention ; « mais à l'étranger, chez nous, on parle à chaque instant « des orgies d'opium et des ravages produits par ce poison. « Or il arrive dans l'Inde et la Chine pour l'opium, ce que « nous observons ici pour l'alcool. Un grand nombre de « personnes sont emportées ici par l'alcool, de même un « grand nombre de personnes quoiqu'en moindre proportion, à ce que je crois, le sont par l'opium en Orient ; mais « les deux poisons sont employés en Occident et en Orient « dans le même but et à peu près de la même manière, c'est-à-dire, régulièrement et avec modération pour la plupart, « en excès par le petit nombre. Mais si nous échangions ces « habitudes, c'est-à-dire, si nous transplantions ici la passion « de l'opium et dans l'Inde la passion de l'alcool, il en résulterait probablement un mal bien plus considérable. »

---

# LE PHOSPHORE

## I. LA MÉDICATION PHOSPHORÉE

La médication phosporée présente en ce moment un regain d'actualité et les causes en sont multiples : les progrès des techniques histo-chimiques et physiologiques ont mis hors de contestation le rôle important joué par le phosphore dans la vie cellulaire, les applications cliniques de la médication phosphorée basées sur les constatations précédentes ont donné les résultats les plus encourageants, enfin des préparations phosphorées diverses, minérales ou organiques, ont été ces temps derniers préconisées avec chaleur, chacune étant représentée — est-il besoin de le dire ? — comme la solution idéale et *ne varietur* de la médication phosphorée. Il nous paraît opportun de rappeler les faits histo-chimiques, physiologiques et cliniques sur lesquels s'appuie à l'heure actuelle ladite médication, dont l'exacte appréciation permettra peut-être au clinicien de dégager de façon précise en l'état actuel de la question les indications réelles et les détails de la mise en œuvre.

### *Le phosphore dans l'organisme.*

*Le phosphore est un des éléments importants entrant dans la composition des êtres vivants.* Telle est la première constatation capitale. « Sans phosphore, nulle cellule ne peut se former, ni même subsister » (Bouchard). Il s'y trouve, soit à l'état de *combinaisons minérales* (phosphates de potasse, de soude, de chaux et de magnésie), soit à l'état de *combinaisons organiques* (nucléo-albumines, nucléines, lécithines). Chez un adulte, le système nerveux renferme environ 12 grammes d'acide phosphorique, les muscles 130 grammes, le squelette 1.400 grammes; cela donne de suite une idée approximative du rôle qu'un corps si abondant doit jouer dans l'économie. Si nous rapportons maintenant à la masse totale le poids des substances organiques phosphorées, des lécithines en particulier, nous voyons qu'elles représentent 11 p. 100 de la substance cérébrale, 7 p. 100 du jaune d'œuf, 1,50 p. 100 des spermatozoïdes. Les nucléines constituent 78 p. 100 des matériaux solides contenus dans les leucocytes, 5 à 10 p. 100 des hématies. Le sperme contient de la nucléine presque pure et 10 p. 100 de phosphore.

Ces derniers chiffres nous amènent de suite à une seconde constatation intéressante : *les substances phosphorées organiques sont surtout abondantes dans les tissus et organes manifestant la plus haute vitalité, et dans les organismes animaux jeunes en voie de formation* [1], *elles diminuent au cours de l'ontogenèse et les phosphates augmentent au fur et à mesure que se parachève le tissu osseux* (Lilienfeld et Monti). Elles sont plus abondantes dans le noyau des cellules que dans le reste du protoplasma, et elles semblent varier proportionnellement à la vitalité, à la puissance mitosique, multiplicatrice de la cellule.

On est arrivé par ces simples constatations histochimiques à soupçonner l'influence capitale du phosphore ou des substances phosphorées sur le développement des tissus, et à en faire un agent bioplastique de premier ordre.

Des expériences multiples furent instituées pour contrôler cette action bioplastique, dûment constatée depuis longtemps pour le règne végétal (emploi agricole des superphos-

(1) SARKE. *Med. Chem. Unters*, uch, Heft 2. p. 218.

phates ou phosphates acides) [1]. Les plus récentes ont été surtout exécutées avec des lécithines, et les plus remarquables sont celles de Danilewsky, qui firent l'objet de communications à l'Académie des sciences par M. Chauveau, en 1895, à la Société de biologie par M. Charrin en 1897 [2]. Nous ne rappellerons que les expériences principales. Une racine de cresson plongeant dans de l'eau lécithinée doublerait de longueur par rapport à la plante de contrôle, et se couvrirait de poils en plus grande quantité que la racine normale. Du frai de grenouille immergé dans de l'eau lécithinée donnerait des têtards plus développés que du frai immergé dans de l'eau ordinaire. Enfin, sous l'influence d'injections sous-cutanées de cette substance faites à des chiens, Danilewsky aurait constaté une élévation du taux de l'hémoglobine et du nombre des globules rouges, une grande excitation de la croissance, une vivacité anormale de l'intelligence. Il en concluait que la *lécithine avait une influence stimulatrice directe sur le processus de multiplication des éléments cellulaires.*

Quoique Wildiers [3], répétant les expériences de Danilewsky concernant la croissance des têtards dans un milieu lécithiné, se soit inscrit en faux contre les affirmations de cet auteur, on peut dire que, d'une façon générale, elles ont été vérifiées et acceptées.

Desgrez et Aly-Zaky [4] concluaient, d'expériences exécutées sur des cobayes dans le laboratoire du professeur Bouchard, que les lécithines injectées sous la peau exercent

(1) Stocklasa. « Ueber die physiol. Bedeutung des Lecithins in den Pflanzen ». *Berichte der deutsch. Chem. Gesellschaft*, 1896, 14 Décembre, n° 17.

(2) Danilevsky. « De l'influence de la lécithine sur la croissance et la multiplication des organismes ». *Comptes rendus*, CXXI, p. 1167. « De l'influence de la lécithine sur la croissance des animaux à sang chaud ». *Comptes rendus*, CXXIII, p. 196.

(3) Wildiers. « Inutilité de la lécithine comme excitant de la croissance ». *La Cellule*, 1900, T. XVII, n° 2, p. 385.

(4) Desgrez et Aly Zaky. « De l'influence des lécithines sur les échanges nutritifs ». *Comptes rendus de la Société de biologie*, LII, p. 794.

sur les échanges nutritifs une action favorable se manifestant par une augmentation notable de l'élaboration azotée, une fixation notable du phosphore, un accroissement marqué du poids des animaux ».

Gilbert et Fournier [1] ont confirmé ces résultats.

D'autre part, Liebreich a montré que la lécithine cérébrale disparaît sous l''influence du surmenage intellectuel, de la fatigue excessive, de la peur ou de la douleur.

Pour le professeur Armand Gautier, la combustion de cette substance est l'une des principales sources de l'excès d'excrétion phosphorique pendant le travail nerveux ; il en résulte que la perte de phosphate est d'autant plus importante que la vie intellectuelle ou physique est elle-même plus active ; d'où cette conclusion que *la valeur innervante d'un aliment est approximativement proportionnelle à la quantité de phosphore contenue dans la molécule de ses matières azotées.*

L'action physiologique du phosphore n'avait pas échappé d'ailleurs aux anciens thérapeutes, et si la médication phosphorée est restée si longtemps quasi-délaissée, cela tient aux dangers de l'administration beaucoup plus qu'à la méconnaissance de l'action thérapeutique possible du médicament.

Gübler écrivait déjà : « A petites doses, le phosphore détermine dès le premier jour ou les jours suivants, des symptômes d'excitation nerveuse et d'éréthisme vasculaire. Le pouls devient plus développé et plus fréquent ; il y a de l'expansion périphérique, la température du corps s'élève, la peau devient sudorale malgré l'augmentation de la diurèse aqueuse. En même temps, l'activité mentale et le pouvoir musculaire s'accroissent, le tour d'esprit devient gai et la sensibilité tactile s'exalte. A doses plus fortes, ces phénomènes s'exagèrent jusqu'à devenir des accidents. »

---

(1) GILBERT et FOURNIER. *Société de biologie*, 1901, 9 Février,

Il y a longtemps que l'on applique la médication phosphorée à la cure de certaines dystrophies (rachitisme, ostéomalacie, cachexie goutteuse, etc.). Au surplus, il serait fastidieux de rappeler la série des observations cliniques susceptibles d'être groupées pour ou contre l'administration du phosphore. Après avoir rappelé l'opinion déjà ancienne, mais rigoureusement exacte de Gübler relative à l'action du *phosphore en nature*, opinion à laquelle les recherches cliniques contemporaines ont en somme peu ajouté, nous résumerons les acquisitions les plus récentes relatives aux substances minérales ou organiques dont l'action physiologique semble manifestement sous la dépendance du radical phosphore qu'elles renferment. Trois de ces combinaisons ont été plus particulièrement étudiées depuis quelques années : l'*acide phosphorique, les glycéro-phosphates et les lécithines*. Les nucléines commencent à peine à entrer dans la thérapeutique.

## LES LÉCITHINES

### *Constitution chimique.*

Nous rappellerons en quelques formules, sans y insister, la constitution chimique des lécithines.

Les lécithines sont des produits qui dérivent de la combinaison de l'acide glycéro-phosphorique avec un acide gras et avec une base, la choline.

L'acide glycéro-phosphorique provient lui-même d'une combinaison de l'acide phosphorique avec la glycérine. Sa formule est :

$$O = P \begin{cases} OH \\ OH \\ O - C^3H^5 \begin{cases} OH \\ OH \end{cases} \end{cases}$$

(Glycérine)

Acide glycéro-phosphorique

Il contient encore 4 H remplaçables, deux dans le noyau acide phosphorique, deux dans le noyau glycérine ; il est donc 2 fois acide (H. d'acide phosphorique) et 2 fois alcool (H. de glycérine).

Les hydrogènes alcooliques de la glycérine peuvent se combiner avec des acides pour donner des éthers, par exemple avec les acides gras oléique, palmitique, stéarique.

$$O=P\begin{cases}OH\\ OH\\ O-C^3H^5\begin{cases}O.R\\ O.R.\end{cases}\end{cases}$$

où R = Radical d'acide gras

acide di $\begin{cases}\text{stéaro}\\ \text{oléo}\\ \text{palmito}\end{cases}$ — glycéro-phosphorique

Les hydrogènes acides non remplacés peuvent se combiner aux bases organiques, à une en particulier, la *choline*, et former ainsi les composés qu'on a appelés *lécithines*. On conçoit de suite l'existence de lécithines distéarique, dioléique, dipalmitique. La presque totalité de la substance phosphorée du jaune d'œuf est constituée par le *distéaro-glycérophosphate de choline* ou *lécithine distéarique*.

$$O=P\begin{cases}O-C^2H^4-Az\begin{cases}(CH^3)^3\\ OH.\end{cases}\\ OH\\ O-C^3H^5\begin{cases}O.C^{18}H^{35}O\\ O.C^{18}H^{35}O\end{cases}\end{cases}$$

## Recherches expérimentales et cliniques.

La priorité des recherches cliniques relatives à la lécithine semble appartenir à C. Serono, de Turin, qui en 1896, expérimenta sur lui-même et sur un certain nombre de malades neurasthéniques, tuberculeux, et sur des vieillards. Il nota une amélioration de l'état général et des forces, une augmentation de l'appétit et du poids, une stimulation évidente de l'hématopoièse et conclut *que l'action reconstituante de la lécithine était comparable à celle de l'arsenic, mais beaucoup plus rapide*. Ces conclusions ont été sensiblement confirmées par les expérimentateurs italiens Micheli, Toneli, Maggia, Foa, etc. En France Gilbert et Fournier, Claude et Zaky, Lancereaux et Paulesco, Huchard reprirent cette étude et aboutirent à des conclusions concordantes qu'on peut résumer comme suit :

I. La lécithine semble agir comme un agent plastique et morphogène (Danilewski); elle n'est pas toxique, elle est assimilée en totalité aux doses ordinaires du moins (Bunge); son action *semble* différente de celle du jaune d'œuf dont elle est tirée.

II. *Cliniquement* on constate :

1° L'augmentation du nombre des globules rouges (Serono);

2° L'augmentation, *en certains cas*, de l'hémoglobine (Tonelli);

3° L'augmentation de l'urée, de l'azote urinaire total et du coefficient d'utilisation azotée (Desgrez et Ali-Zaki);

4° La stimulation de la croissance (Danilewski);

5° L'accroissement de l'appétit, l'augmentation rapide du poids du corps (Serono, Desgrez et Ali-Zaki, Gilbert et Fournier, Lancereaux et Paulesco).

III. Il en résulte que la *lécithine est indiquée :*

1° Dans les anémies, dans la chlorose ;

2° Dans toutes les maladies où la dénutrition est marquée : tuberculose (surtout au début), diabète, ulcère de l'estomac, cachexies, convalescences.

Au sujet de la tuberculose il est digne de remarque que *comme tous les médicaments et toutes les médications* prônés à plus ou moins juste titre, la lécithine se montre efficace au début, d'un effet douteux à la période de ramollissement, et qu'elle est tout à fait impuissante, sinon nuisible, au delà. Elle n'a, cela est certain, aucune action spécifique sur la tuberculose.

3° Dans la neurasthénie, la phosphaturie, le surmenage physique et intellectuel.

IV. La lécithine sera *administrée* soit par la voïe hypodermique en solution dans l'huile à la dose de 5 à 10 centigrammes, soit par la voie gastrique (pilules, dragées, granulé), à jeun de préférence et à la dose de 10 à 40 centigrammes. Ces doses mêmes indiquent que la lécithine doit agir beaucoup plus à la manière d'un ferment que comme un composé phosphoré simple. Pour nous, aux doses classiques susindiquées la lécithine, s'est le plus souvent montrée inopérante et le prix élevé de la drogue empêche l'administration à doses plus élevées.

Notons qu'en cas d'ingestion buccale la préparation devra être dissoute dans un liquide froid ou seulement tiède, car la chaleur détruit la lécithine. Notons encore qu'il semble reconnu que la lécithine en ingestion buccale se montre au moins aussi active qu'en injection sous-cutanée.

Les *nucléines* encore peu connues, mal étudiées semblent appelées à un brillant avenir thérapeutique (Voy. Martinet. Les nucléines, *Presse médicale*, 20 décembre 1902.)

## GLYCÉRO-PHOSPHATES

Les lécithines sont entrées tardivement dans la pratique médicale, parce que les premiers observateurs, frappés de leur décomposition inévitable dans un milieu acide ou alcalin en glycéro-phosphates, sels d'acide gras et choline, avaient été amenés logiquement à leur substituer les *glycéro-phosphates*, qui leur paraissaient se rapprocher davantage de la forme sous laquelle le phosphore était directement assimilable.

M. Albert Robin [1], qui les a introduits dans la thérapeu-

[1] ALBERT ROBIN. *Académie de médecine*, 1894, 24 avril. *Bull. gén. thérap.*, 1895, T. CXXVIII, p. 385 et 433.

tique, leur a consacré un mémoire resté classique. Pour lui, le glycéro-phosphate de chaux en injection sous-cutanée à la dose de 25 centigrammes augmente le résidu total de l'urine, le taux de l'urée, des chlorures, des sulfates, de la chaux, de la magnésie, de la potasse, le coefficient d'oxydation azotée $\left(\frac{\text{Azote total}}{\text{Azote de l'urée}}\right)$, le coefficient d'oxydation du soufre. *Il exerce donc une accélération puissante sur la nutrition des organes, une accélération des échanges azotés sans influence appréciable sur la formation de l'acide urique, une stimulation générale de l'organisme.*

MM. Portes et Prunier [1], ont administré le glycéro-phosphate de chaux par la voie stomacale et ont constaté l'augmentation du taux de l'urée, la diminution de l'acidité urinaire, de l'acide urique, de l'acide phosphorique. Cette dernière constatation serait des plus importantes car elle tendrait à faire admettre une mise en réserve, une sorte d'épargne des phosphates. Malheureusement les observations publiées sont peu concluantes.

Depuis ces mémoires initiaux, les travaux se sont multipliés sur la question sans y apporter beaucoup d'éléments nouveaux ; l'impression générale qui s'en dégage est que *la dépression nerveuse est l'indication principale*, et quelques auteurs ont rapproché l'action des glycéro-phosphates de celle des injections du suc testiculaire ; le fait n'a rien qui surprenne si on se rappelle la richesse du sperme en substances phosphorées.

## *Mode d'administration.*

La *voie digestive* est la plus généralement adoptée. On emploie les glycéro-phosphates à des doses variant de 2 à 12 grammes et plus par jour. Quand il n'y a pas d'indica-

[1] Portes et Prunier. *Journal de pharmacie et de chimie*, 1894, p. 393.

tion spéciale on peut employer la médication polyphosphatée, par exemple la formule de Robin :

| | | |
|---|---|---|
| Glycéro-phosphate | de chaux . . . . . . . . . | o gr. 30 |
| — | de soude . . . . . . . . | ââ o gr. 30 |
| — | de potasse . . . . . . . | |
| — | de magnésie. . . . . . . | |
| — | de fer . . . . . . . . . . | o gr. o5 |

Pour un cachet, 2 par jour.

On peut aussi les administrer en *solution* ce qui est, semble-t-il, la forme la plus sûre et la plus active, mais à la condition qu'elle soit de préparation récente, car les solutions s'altèrent vite.

On peut aussi employer la *voie hypodermique* avec des doses de o gr. 25 à o gr. 50, *pro die*, mais alors il faut employer des sels neutres.

Récemment, Trillat et Adrian auraient reconnu aux glycéro-phosphates acides outre l'action commune des glycéro-phosphates, — stimulation du système nerveux, accélération de la nutrition, — une action marquée sur l'acidité générale de l'organisme qu'ils relèvent, ce qui en rendrait l'indication particulière dans les cas d'hypoacidité générale. Bardet[1] leur aurait reconnu en plus de leurs propriétés générales une action laxative, cholagogue précieuse chez les hypersthéniques.

Dans ces derniers travaux nous voyons poindre une préoccupation évidente d'une nouvelle médication thérapeutique basée sur la connaissance de la réaction du milieu intérieur, du taux de l'acidité générale de l'organisme ; c'est cette indication qui a été l'origine de la médication par l'acide phosphorique, dont il nous reste à nous occuper.

---

[1] BARDET. *Bull. de Soc. thérap.* 1900. 9 Mai, p. 249.

## ACIDE PHOSPHORIQUE

C'est à M. Joulie que revient incontestablement l'honneur d'avoir non pas inventé la *médication phosphorique* — il s'en défend lui-même — mais de l'avoir systématisée, d'en avoir étendu les indications. L'enchaînement des faits qui l'ont amené à l'établissement de cette méthode mérite d'être rappelé.

### *Bases urologiques de la médication phosphorique.*

A la suite d'accidents personnels, ledit auteur en vint à se demander si les procédés habituels de dosage de l'acidité urinaire étaient exacts, il conclut que non, se servit de la méthode dite du « sucrate de chaux », fit consciencieusement un grand nombre d'analyses dans des conditions variées et arriva à cette première proposition : *le plus grand nombre des malades sont hypoacides.*

Les conséquences en étaient nombreuses : un grand nombre d'accidents attribués à l'hyperacidité relèvent, en réalité, de l'hypoacidité et la médication alcaline en usage ne peut, *a priori,* qu'exagérer et exagère en fait lesdits accidents.

Avant d'aller plus loin, disons de suite (sans entrer dans le détail de la discussion), disons de suite que cette proposition a trouvé d'ardents et passionnés contradicteurs. M. Gautrelet [1], en particulier, a critiqué avec autorité la technique adoptée par M. Joulie tant au point de vue du choix de l'échantillon d'urine à examiner (urine du matin), que du choix de la solution de sucrate de chaux et de ses conséquences (filtrage, appréciation du trouble produit, chiffres d'acidité trop faibles obtenus, etc.) ; il a ébranlé, mais non

---

[1] GAUTRELET. *Bull. des sc. pharm.*, 1901, Janvier.

pas renversé, l'édifice urologique sur lequel est bâti la méthode dite phosphorique.

Quoi qu'il en soit, partant de sa première proposition, l'auteur cherche à quel acide il devrait s'adresser pour relever le taux défaillant de l'acidité urinaire et s'arrête à l'*acide phosphorique* en vertu des considérations suivantes : 1° tout acide organique doit être, *a priori*, rejeté puisqu'il est oxydé dans l'organisme et ne laisse en définitive que de l'acide carbonique et de l'eau ; 2° les autres acides minéraux (sulfurique, chlorhydrique, etc.) n'agissent qu'en mettant en liberté de l'acide phosphorique puisqu'ils trouvent dans le sang un excès de phosphate de soude ; 3° la diathèse hypoacide augmente fortement l'excrétion urinaire des phosphates et, par conséquent, les pertes de l'organisme en acide phosphorique ; 4° l'alimentation humaine est souvent déficitaire en acide phosphorique.

C'est donc en s'appuyant sur ces notions relativement simples que M. Joulie fut amené à employer la médication phosphorique qu'il a depuis systématisée. Il se proposait en somme de rétablir l'équilibre humoral quant à son acidité, quant à sa teneur en acide phosphorique.

### *Résultats obtenus.*

Les résultats ont été souvent des plus remarquables en maintes affections dans lesquelles l'hypoacidité et l'hypophosphatie étaient prédominantes, mais il est bien évident, et on ne saurait assez insister sur ce point, il est bien évident que cette médication ne peut et ne doit être appliquée que sous le contrôle d'analyses rigoureusement faites et grâce à une exacte interprétation des résultats urologiques quant à leur grandeur et quant à leurs rapports.

Cautru [1], qui l'a un des premiers expérimentée, estime

---

[1] CAUTRU. *Soc. thérap.*, 1900 ; *Bull. Soc. thérap.* 1900, 23 mai, p. 276.

qu'elle constitue le traitement de choix de l'hypoacidité neurasthénique et qu'on obtient par elle un triple résultat : rétablissement de l'acidité normale, suppression de la phosphaturie, remplacement dans les cellules des phosphates éliminés. Pour lui, toutes les manifestations de la diathèse arthritique (dyspepsie, eczéma, furonculose, diabète, etc.) sont favorablement influencées par la dite médication. D'ailleurs, pour Joulie, 12/13 des arthritiques (ces hyperacides classiques) sont des hypoacides; pour Morel-Lavallée, c'est 17/18 qu'on devrait dire.

Bardet [1] l'aurait employé avec succès chez les hyperchlorhydriques (!) et les rhumatisants.

Dalché [2] aurait obtenu un résultat remarquable dans un cas de rhumatisme articulaire chronique — rebelle à tous les traitements classiques.

Morel-Lavallée [3] établit que dans la goutte on constate, contrairement à l'opinion courante, un état hypoacide de l'organisme (17 fois sur 18) et que, par suite, la thérapeutique en doit être complètement renversée et comporte l'administration de l'acide phosphorique.

Jolly [4], qui a fait un travail des plus importants sur la question, conclut que « l'acide phosphorique est un stimulant général qui s'adresse plus particulièrement au système nerveux ; il augmente la force du cœur, il influence manifestement le système vaso-moteur, on peut le considérer comme un tonique des nerfs ».

Nous-mêmes avons obtenu des résultats appréciables que nous avons en partie publiés [5], dans un certain nombre de dyspepsies hypomotrices avec fermentations anormales, de neurasthénie, de diabète, de rhumatisme chronique avec

---

(1) Bardet. *Bull. Soc. thérap.* 1900, 9 Mai, p. 247.

(2) Dalché. *Soc. de thérap.*, 1900, 25 avril; *Bull. Soc. thérap.*. 1900, 9 Mai, p. 244.

(3) Morel-Lavallée. *Académie de médecine*, 1901, 30 avril.

(4) Jolly. Eléments de thérapeutique générale basés sur la physiologie cellulaires, p. 24.

(5) Martinet. *Presse Médicale*, 1902.

déformations plastiques, de psychosthénie avec idées fixes, dans lesquels les indications hypophasphatique et hypoacide étaient précises.

*Action thérapeutique.*

Ingéré au commencement du repas, l'acide phosphorique agit comme *eupeptique* « en produisant, suivant la remarque de M. Joulie, au moyen du chlorure de sodium des aliments, de l'acide chlorhydrique et du phosphate acide de soude

$$NaCl + PhO^5 3HO = NaO 2HOPhO^5 + HCl,$$

sans refouler dans le sang du bicarbonate de soude et en y faisant pénétrer au contraire du phosphate acide de soude qui en diminue l'alcalinité ».

Tant qu'il est libre, il agit comme un puissant *antiseptique*, « s'opposant au développement des fermentations qui déterminent dans l'estomac la formation des acides organiques ».

Parfois, il exerce une *action dynamogénique générale marquée*. Un certain nombre de malades, outre l'amélioration ou la disparition de tel ou tel symptôme particulier à leur affection, accusent une impression de bien-être général très marqué avec accroissement de la puissance musculaire et de l'acuité mentale, tendance à la gaieté. Mais cette action n'est pas constante, et, détail à noter, il nous a paru qu'elle était surtout évidente chez les malades qui avaient antérieurement tiré le plus grand bénéfice de la médication cacodylique.

Les incidents imputables à la méthode nous ont paru minimes et rares (crises hyperchlorhydriques, énervement, tension et chaleur à la peau, sensation de congestion rénale) ils nous paraissent devoir être absolument évités par une analyse rigoureuse des résultats urologiques. En tous cas, ils ne nous ont pas paru supporter le parallèle avec les effets thérapeutiques employables. Mais bien des points sont encore à étudier : indications, mode d'emploi, doses, choix des préparations. La parole est aux cliniciens.

Quel est le rôle exact de l'élément phosphoré dans cette médication ? C'est ce que nous ignorons encore. On le pressent considérable, mais aucune expérience rigoureuse ne permet d'en mesurer la grandeur. Mais on doit remarquer, avec M. Barbier [1], que les diabétiques, les dyspeptiques, les rhumatisants, qui appartiennent à la diathèse hypoacide, sont des malades déphosphatés, et si, en administrant l'acide phosphorique, on relève l'acidité urinaire, on introduit en même temps dans l'économie une notable quantité de phosphore.

*Mode d'emploi.*

L'acide phosphorique dont on fait usage est l'*acide phosphorique officinal.*

Les doses varient selon les indications et la tolérance individuelle de 0 gr. 50 à 10 grammes et plus. A notre avis, la dose de 4 grammes devra être rarement dépassée, encore conviendra-t-il au début, et quel que soit le degré de l'hypo-acidité, de ne débuter que par des doses faibles et espacées permettant de tâter la susceptibilité du malade et la tolérance du tube digestif.

L'*acide phosphorique étant caustique devra toujours être administré pendant le repas, étendu d'une grande quantité d'eau ou d'un liquide aqueux* (vin, bière, etc.). Le lait ne peut servir de véhicule parce que la caséine est coagulée par les acides.

En général l'usage de l'acide phosphorique doit être longtemps prolongé.

Le phosphate acide de soude en solution pourra être em-

---

[1] BARBIER. *Bull. Soc. thérap.*, 1900, 9 Mai.

ployé comme succédané à des doses doubles ou triples de celles susindiquées pour l'acide phosphorique.

La formule type de Joulie est la suivante :

| | |
|---|---|
| Acide phosphorique officinal. . . . . . | 17 grammes |
| Phosphate de soude. . . . . . . . . . . | 34 — |
| Eau distillée. . . . . . . . . . . . . . | 250 — |

3 à 12 cuillers à café, *pro die,* dans de l'eau sucrée ou non.

## V. — LES PRÉPARATIONS PHOSPHORÉES CLASSIQUES

Les préparations précédentes ne doivent pas nous faire oublier les préparations classiques, dont les indications sont encore si fréquentes, en médecine infantile en particulier, et que nous mentionnerons simplement :

### *Phosphore.*

C'est un poison très violent et par conséquent très dangereux, qui a été et qui est encore quelquefois employé en solution huileuse, à la dose de quelques milligrammes.

*L'huile phosphorée au millième du Codex* est trop riche en phosphore

| | |
|---|---|
| Phosphore . . . . . . . . . . . . . . | 1 gramme |
| Huile d'amandes douces . . . . . . . . | 1000 » |

il est préférable d'employer avec Comby une huile à 1 pour 10.000.

| | |
|---|---|
| Huile phosphorée du Codex . . . . . | 10 » |
| Huile d'amandes douces . . . . . . . . | 90 » |

Une cuiller à café contient 1/2 milligramme de phosphore.

Rappelons enfin la *solution de Roussel,* modifiée pour injections hypodermiques :

| | |
|---|---|
| Phosphore . . . . . . . . . . . . . . | 10 centigrammes |
| Eucalyptol . . . . . . . . . . . . . . | 20 grammes |
| Huile stérilisée . . . . . . . . . . . | q. s. pour 100 gr. |

Un milligramme par centimètre cube.

### *Phosphure de zinc.*

Il représente 1/8 de phosphore pur et se prescrit en granules de quatre milligrammes représentant 1/2 milligramme de phosphore actif, et à la dose de 4 au plus dans les 24 heures chez les enfants, et de 4 à 8 chez les adultes, pris de préférence en deux fois à chacun des repas principaux.

### *Phosphates.*

*Phosphate tribasique de chaux*, insoluble, s'emploie dans la diarrhée. Il constitue la base de la *Décoction blanche de Sydenham*.

*Phosphate bicalcique* est de même insoluble, mais on peut le prescrire en solution ou en sirop, dissous dans l'acide phosphorique, l'acide chlorydrique (chlorhydro-phosphate de chaux) ou l'acide lactique (lacto-phosphate de chaux).

*Solution :*

| | | |
|---|---|---|
| Phosphate bicalcique de chaux . . . . | 17 | grammes |
| Acide phosphorique médicinal . . . . . | 23 | » |
| Eau distillée . . . . . . . . . . . . | 95 | » |

Une cuillerée à soupe (15 grammes) contient 0 gr. 40 de phosphate monocalcique, 1 à 3 par jour.

*Sirops :*

| | | |
|---|---|---|
| Phosphate bicalcique . . . . . . . . | 12 | grammes |
| Acide phosphorique . . . . . . . . . | 48 | » |
| Alcoolature d'orange ou de citron. . . | 10 | » |
| Eau distillée . . . . . . . . . . . . | 325 | » |
| Sucre. . . . . . . . . . . . . . . . | 625 | » |

*Sirop de phosphate de chaux*, 1 à 4 cuillers à soupe par jour. On remarquera la teneur en acide phosphorique de ces préparations classiques.

En remplaçant dans cette formule l'acide phosphorique par de l'acide chlorhydrique (10 grammes) ou de l'acide lactique (12 grammes), on obtient les *sirops de chlorhydrophosphate* et de *lactophosphate* de chaux qui s'emploient aux mêmes doses.

On obtiendrait des vins phosphatés en remplaçant dans ces formules l'eau par du vin de Grenache ou de Malaga.

### *Hypophosphites.*

Ils forment la base du sirop de Churchill.

| | | |
|---|---|---|
| Hypophosphite de soude. . . . . . . | 5 | grammes |
| Sirop de fleurs d'oranger. . . . . . . | 50 | » |
| » simple . . . . . . . . . . . . . | 350 | » |

0 gr. 25 d'hypophosphite par cuiller à soupe. 1 à 4 cuillers à café par jour.

# PURGATIFS

## COMMENT IL FAUT PRESCRIRE LES PURGATIFS

### *Classification des purgatifs.*

Des classifications nombreuses des purgatifs ont été proposées. Les plus connues sont celles de *Fonssagrives*, basée sur la composition (salins, salés, huileux, sucrés, résineux), de *Germain Sée*, basée sur l'action physiologique (excitants, neuro-musculaires, mécaniques, irritants), de *Bouchardat*, basée sur l'intensité d'action (forts ou drastiques, moyens ou cathartiques, doux ou laxatifs), de *Dujardin Beaumetz*, basée comme celle de G. Sée sur l'action physiologique vraie ou supposée ;

1° Drastiques, excitant la sécrétion et les mouvements de l'intestin (jalap, scammonée, croton, etc.) ;

2° Purgatifs augmentant la sécrétion intestinale sans exagérer les mouvements de l'intestin (salins, sucrés, végétaux non drastiques) ;

3° Purgatifs neuro-musculaires (strychnées, café, belladone) ;

4° Purgatifs mécaniques (graine de lin, de moutarde, charbon, huile de ricin);

celle enfin qui, suivant la nature des garde-robes, distingue les *cholagogues* provoquant des selles bilieuses, des *hydragogues* produisant des selles séreuses.

Toutes les classifications de purgatifs, sauf celle de Fonssagrives, reposent sur la prédominance d'action de la substance envisagée, action principale non exclusive d'autres effets. Et suivant la dose, telle substance donnée pourrait être rangée dans telle ou telle catégorie; par exemple la podophylle, laxative à faible dose, drastique à haute dose. Toutefois ce mode de classification, basé sur le principe de la subordination des caractères, est actuellement le seul possible, et c'est ce principe qui a présidé aussi à la classification de *M. Patein* que nous adopterons :

1° *Purgatifs mécaniques* n'agissant qu'en excitant la sensibilité réflexe de l'intestin (graines, charbon, huiles);

2° *Purgatifs ayant une action sur la sécrétion biliaire, cholagogues* (calomel, bile);

3° *Purgatifs augmentant la sécrétion intestinale sans exagérer les mouvements péristaltiques* (purgatifs salins et sucrés);

4° *Purgatifs musculaires agissant seulement sur la contraction des fibres musculaires, sans agir sur la sécrétion* (noix vomique, belladone);

5° *Purgatifs augmentant la sécrétion intestinale et provoquant des mouvements péristaltiques violents, drastiques* (scammonée, jalap, croton).

Il est fort important de connaître, au moins de façon approximative, le mécanisme physiologique de l'action, ou du moins l'action prédominante des diverses préparations purgatives en usage. Car on conçoit par la diversité même de cette action, que les indications en soient absolument différentes, parfois même opposées. C'est ainsi que l'administration habituelle de purgatifs salins chez un constipé par parésie musculaire, exagérera la constipation, alors que la belladone fera souvent merveille, et qu'au contraire contre les accidents urémiques, la belladone sera quasi sans action, alors qu'un purgatif salin, voire drastique, sera des plus efficaces. Ici comme dans toute thérapeutique clinique, la thérapeutique rationnelle ne sera possible que par la connaissance exacte, physiologique du processus à combattre et par la connaissance non moins précise des propriétés pharmacodynamiques des substances employées.

### *Purgatifs mécaniques.*

*Les purgatifs mécaniques* n'agissent guère que par l'abondance de leur résidu qui distend l'intestin et provoque de façon réflexe les besoins d'expulsion : ils agissent en quelque sorte par indigestion. Ils sont absolument inoffensifs, non irritants pour l'intestin et peuvent, par suite, être continués longtemps sans inconvénients. Ils comprennent les graines, le charbon végétal et les huiles.

Les *graines* d'un emploi courant sont la graine de lin et la graine de moutarde blanche, dont Trousseau faisait grand cas. La *graine de lin* est très mucilagineuse ; on peut prescrire la graine par cuiller à soupe à prendre avec un peu d'eau sucrée ou la donner en tisane. La *graine de moutarde blanche* était très employée autrefois contre la constipation habituelle. On la prescrivait au voisinage des repas ou le matin à jeun à la dose d'une ou deux cuillers à café. Son emploi est aujourd'hui à peu près abandonné depuis que Dujardin-Beaumetz a publié des observations d'occlusion véritable provoquée par l'accumulation de ces semences dans l'intestin.

Le *charbon végétal* est, chez certaines personnes, d'une activité singulière. Une de nos malades atteinte de cancer de l'estomac était fortement purgée par une cuiller à dessert de charbon de Belloc prise dans un peu d'eau. On le prescrira à la dose de une ou deux cuillers à café, pendant ou après le repas, dans un peu d'eau (beaucoup de personnes acceptent très bien ce mode d'administration) ou enrobé dans du pain azyme. On l'associera de façon heureuse à la magnésie calcinée, dans les cas de constipation, avec hyperacidité stomacale et fermentations gastro-intestinales. On pourra prescrire :

| | |
|---|---|
| Charbon préparé . . . . . . . . . . | ââ o gr. 50 |
| Magnésie calcinée . . . . . . . . . . | |

Pour un cachet à prendre 1 heure et demie après la fin du repas de midi et du soir.

Les *huiles d'olive ou de lin ou d'amandes douces* sont purgatives à la dose d'environ 60 grammes, soit 3 à 4 cuillers à soupe. Elles ne renferment aucun principe actif que des corps gras, et ne semblent agir que par le résidu de leur digestion incomplète. L'huile se prendra à la dose précédemment indiquée, soit pure, soit aromatisée avec quelques gouttes d'essence de menthe et sucrée, soit avec une tasse de thé, le matin à jeun et de préférence 3 à 5 jours de suite. Ce modus faciendi est susceptible de rendre de notables services dans les congestions hépatiques avec tendance à la lithiase biliaire.

L'*huile de ricin*, d'un emploi si répandu, ne semble pas agir autrement quand elle est pure et fraîche, et l'on sait que les Chinois s'en servent comme condiment habituel, sans observer aucun effet purgatif. Plus tard il s'y forme une substance particulière, une toxalbumine ricine ou ricinoléine qui donne à l'huile de ricin, outre les propriétés communes avec les huiles précédentes, des propriétés purgatives particulières. *La dose laxative* en est de *5 à 15 grammes*, une cuiller à café à une cuiller à soupe, la *dose purgative de 10 à 30 grammes*. Elle se prescrit à jeun pure ou dans du café ou du bouillon. Bien battue dans du lait aromatisé, elle se supporte souvent très bien, mais son goût la rend absolument repoussante pour certains malades, aussi s'est-on ingénié à préparer certaines émulsions, souvent plus répugnantes encore que l'huile en nature. On peut, dans ces cas, essayer de l'aromatiser avec quelques gouttes de rhum ou de menthe, ou mieux la faire prendre entre deux jus d'orange après avoir mouillé préalablement les parois du verre pour empêcher l'adhérence de l'huile. On peut enfin l'administrer sous forme de capsules de gélatine, en se rappelant que les boîtes de capsules d'huile de ricin que l'on trouve dans les pharmacies, renferment toutes 32 grammes d'huile de ricin, soit une dose purgative répartie en 4, 6 ou 8 capsules, suivant la grosseur des capsules.

L'huile de ricin est un purgatif doux, inoffensif, très employé et très recommandable. La médecine infantile en fait un large emploi, et l'on observe rarement chez les enfants la répugnance vraiment invincible manifestée par bien des adultes. Chez le nourrisson, une cuiller à café d'huile de ricin est peut-être le meilleur purgatif qui se puisse employer.

### *Purgatifs cholagogues.*

Les *purgatifs cholagogues* sont ceux qui semblent agir surtout sur la sécrétion ou l'excrétion biliaire et partant sur l'intestin, la bile ayant une action manifeste sur la régularité des fonctions intestinales (constipation opiniâtre des ictères par obstruction).

Le type en est le *calomel* ou protochlorure de mercure, qui est un puissant agent hépato-intestinal, le « roi des cholagogues », le « quinquina » la « digitale » du foie.

Abstraction faite des théories relatives au mode d'action du calomel, il est un fait incontestable : *l'administration du calomel provoque l'expulsion de selles de coloration verdâtre* caractéristique, coloration attribuée à l'augmentation de la bile. L'interprétation dudit fait est très discutée, on tend à admettre aujourd'hui : 1° que le calomel est sans action sur la sécrétion proprement dite de la bile (expériences de Prévot et Binet) ; 2° que les selles verdâtres caractéristiques apparaissent après administration du calomel même chez les chiens pourvus d'une fistule biliaire complète, c'est-à-dire chez lesquels la bile ne peut pas passer dans l'intestin. 3° que le *calomel agit surtout sur l'excrétion biliaire*, soit par suppression du catarrhe des voies biliaires (Köhler), soit par modification du catarrhe duodénal (Launder-Brunton), soit par irritation propagée du duodénum aux voies biliaires et contraction réflexe de la vésicule (Mürchison).

L'*action antiseptique intestinale du calomel* est de même discutée. Pour Wasilieff, elle empêcherait la fermentation des albumines, les selles ne contiendraient ni indol, ni scatol et la coloration verte susmentionnée serait due à la persistance des matières colorantes de la bile qui ne seraient pas détruites par la fermentation intestinale.

C'est aussi un bon *antihelmintique*.

Quoi qu'il en soit, le calomel agit comme un purgatif doux, peu irritant, excitant peu les mouvements péristaltiques de l'intestin.

La *dose purgative* est d'environ cinq centigrammes par par année d'âge, soit 0 gr. 80 à 1 gramme chez l'adulte. Chez l'enfant, la dose susindiquée 5 centigrammes par année d'âge est recommandable; mais si certains médecins d'enfant montrent, quant à cette posologie, une pusillanimité peut-être excessive et arrivent à le prescrire à doses homœopathiques, d'autres le manient avec une vigueur singulière et nous avons vu M. le Dr Variot le prescrire, avec le plus grand succès, à la dose de 0 gr. 50 chez un enfant de deux ans atteint de broncho-pneumonie, dans le but de provoquer une violente dérivation intestinale.

*Comme laxatif et antiseptique intestinal*, on peut le prescrire à petites doses quotidiennnes de 1 à 2 centigrammes ou bi-hebdomadaires de 5 à 10 centigrammes.

N'ayant aucune saveur, il est facilement accepté, on le prescrira en paquets à prendre dans du lait, ou en cachets.

Dans ce dernier cas, comme l'action du calomel est parfois un peu lente, on pourra l'associer heureusement à une quantité égale de scammonnée qui en rend l'action plus certaine.

Calomel . . . . . . . . . . . . . . . }
Scammonée . . . . . . . . . . . . . . } ââ

Chez les enfants on le prescrit habituellement en paquets, mélangé à du sucre.

| | |
|---|---|
| Calomel . . . . . . . . . . . . . . . | 5 centigrammes |
| Sucre vanillé . . . . . . . . . . . . . . | 1 gramme |

Pour un paquet à prendre dans du lait.

Pendant longtemps on a énuméré les *incompatibilités suivantes du calomel* : le sel, les préparations cyanurées ou à base d'acide cyanhydrique (eau de laurier-cerise, looch, lait aux amandes amères) acides, chlorures et bromures solubles. Mais on tend de plus en plus à admettre après des expériences répétées que cette incompatibilité n'existe ni avec les chlorures, ni avec les acides minéraux, ni avec les acides organiques. Au surplus comme on l'a fait fort justement remarquer, s'il y avait incompatibilité entre le calomel et le chlorure de sodium, le suc gastrique suffirait à lui seul à rendre le calomel toxique.

Quant aux préparations cyanhydriques (eau de laurier-cerise, looch blanc), le mélange n'est pas toxique comme on l'avait cru, mais il y a incompatibilité à cause de la décomposition. (Patein).

## Purgatifs sucrés et salins.

Les *purgatifs sucrés et salins* agissent de façon toute différente des précédents en *augmentant la sécrétion intestinale sans exagérer les mouvements péristaltiques.*

Les *purgatifs sucrés* sont à proprement parler plus laxatifs que purgatifs, ce sont des laxatifs doux, d'une administration facile, qui sont surtout employés en médecine infantile.

Le *miel fin* est légèrement laxatif à la dose de 20 à 40 grammes, il en est de même de la *glycérine.*

La *manne* se présente sous forme de manne en larmes et de manne en sorte, la première plus agréable, la seconde plus active ; c'est un purgatif très doux, non irritant, mais d'action lente que l'on ne donne guère qu'aux enfants, dans du lait de préférence, à la dose de 40 grammes ; chez l'adulte, il faut une dose d'au moins 100 grammes. Tous ces purgatifs procurent une exonération douce, sans douleur ; ils augmentent très peu la sécrétion intestinale, ils se rapprochent en somme des purgatifs huileux ; leur action est plus mécanique qu'hypersécrétoire, ce en quoi ils se séparent des purgatifs salins. A ce point de vue *les cures de petit-lait et de raisin* s'en rapprochent bien davantage.

### Mode d'action des purgatifs salés

Les *purgatifs salés* méritent de nous arrêter davantage. Par quel mécanisme se produit leur action ? Le point est loin d'être élucidé.

La première théorie en date, celle de l'*exosmose*, fait des purgatifs salins des *purgatifs dialytiques.* Les solutions salines concentrées qui constituent en somme les purgatifs salés agiraient sur l'intestin, provoqueraient une hypersécrétion intestinale grâce à leur pouvoir endosmotique considérable, et Rabuteau qui, après Poiseuille, a repris cette théorie, en donnait une preuve expérimentale qu'il croyait décisive : une solution purgative salée injectée dans les veines d'un chien provoque de la constipation. Et Rabuteau l'expliquait ainsi : une solution saline concentrée, douée d'un pouvoir endosmotique considérable introduite dans l'intestin accroît le passage osmotique du sérum sanguin vers l'intestin d'où l'effet purgatif ; introduite dans le sang l'action osmotique s'exerce en sens inverse, d'où constipation.

Le fait a été nié par Cl. Bernard qui aurait obtenu des

effets purgatifs par injection intraveineuse de solutions salines. Mais ni A. Moreau, ni Vulpian n'ont pu provoquer de selles par ces mêmes injections.

Cependant ce dernier combattait la théorie de l'exosmose : 1° parce que les sels de magnésie passent dans l'urine ; 2° parce qu'il y a congestion intestinale, qu'on trouve dans le liquide diarrhéique des cellules épithéliales, du mucus, des leucocytes, indices certains d'une irritation de la muqueuse intestinale, cause prochaine pour Vulpian de l'effet purgatif.

De cet exposé Manquat conclut : « Ces objections ont « démontré la fausseté de la théorie de l'exosmose dont on « peut dire qu'il ne reste rien. » La conclusion nous paraît excessive, car au point de vue du fait, l'action purgative des injections intraveineuses affirmée par Cl. Bernard est niée par Poiseuille, Rabuteau, Moreau et Vulpian. Quant aux arguments de Vulpian, ils sont insuffisants ; les sels de magnésie passent en effet dans l'urine, mais dans quelle proportion, voilà ce qu'il serait intéressant de savoir. La congestion intestinale n'est pas niable, elle joue un rôle certain dans l'hypersécrétion purgative, mais elle n'est pas exclusive de l'action osmotique à laquelle les travaux récents sur l'isotonie semblent au contraire donner quelque vraisemblance.

Les recherches expérimentales de Clopatt sur les purgatifs (Archives de médecine expérimentale, tome VIII n° 1) s'éloignent trop des conditions normales d'action des purgatifs pour qu'il soit permis d'en tirer de solides conclusions ; toutefois elles ont mis hors de doute l'action élective des sulfates de soude et de magnésie sur la muqueuse intestinale, l'intensité des phénomènes glandulaires hypersécrétoires, l'augmentation des mouvements péristaltiques, les modifications profondes des cellules épithéliales, des villosités, des glandes de Lieberkühn.

La *théorie exclusivement mécanique*, soutenue surtout en

Allemagne par Nothnagel, Rossbach, Radziejeroski paraît pour le moins aussi insuffisante que la précédente. Elle nie l'existence de la transsudation et de l'hypersécrétion intestinales et attribue aux mouvements péristaltiques provoqués de l'intestin, le pouvoir d'empêcher la résorption des sucs intestinaux normalement versés par le pancréas et les glandes intestinales dans les parties supérieures de l'intestin. Il n'y aurait donc pas hypersécrétion, mais hypo-résorption.

Mais les expériences de *Moreau* et de *Vulpian* ont démontré la réalité de cette hypersécrétion qu'ils ont attribuée surtout à *l'irritation*, la congestion, *l'inflammation de la muqueuse intestinale.*

On isole une anse intestinale ; on y fait quatre ligatures circulaires de façon à constituer 3 segments isolés ; on injecte un liquide purgatif dans le segment moyen qui seul est trouvé quelques heures après plein de *liquide d'irritation* constitué par une desquamation épithéliale abondante avec mucus et suc intestinal : donc les purgatifs provoquent une hypersécrétion manifeste (Moreau).

Si dans cette même expérience on supprime les mouvements péristaltiques grâce à l'administration antérieure de curare, l'hypersécrétion ne s'en produit pas moins et à l'autopsie la muqueuse est trouvée rouge, enflammée, recouverte de mucus, le liquide présente les mêmes caractères de *liquide d'irritation* (Vulpian).

On peut donc et on doit donc conclure avec Vulpian « les « purgatifs salés agissent en irritant la muqueuse : l'exci- « tation des extrémités périphériques des nerfs intestinaux « centripètes est portée jusqu'aux ganglions nerveux thora- « ciques inférieurs et intra-abdominaux (ganglions mésen- « tériques des plexus solaires, des plexus de Meissner et « d'Auerbach), puis se réfléchit par les nerfs vaso-moteurs « sur les vaisseaux des parois intestinales et, par les nerfs « sécréteurs, sur les éléments anatomiques de la membrane « muqueuse, entre autres sur ceux des glandes de Lieber-

« kühn » d'où congestion de la muqueuse et sécrétion active. La question de l'exosmose doit être réservée jusqu'à plus ample informé.

### *Effets des purgatifs salés.*

Abstraction faite du mécanisme intime de leur action, les purgatifs salés ont un certain nombre d'effets directs ou indirects, médiats ou immédiats qu'il faut bien connaître si on veut en saisir rationnellement les indications.

1° Ils sont *exonérateurs*, provoquent l'évacuation des matières stercorales accumulées dans l'intestin, de la bile, des gaz, des aliments non digérés.

2° Ils sont *dépuratifs* en ce qu'ils soustraient à l'organisme une quantité appréciable de déchets organiques et de produits toxiques.

3° Ils sont *dérivatifs*, en ce qu'ils provoquent une irritation locale, une congestion plus ou moins vive de l'intestin, en ce qu'ils soustraient au sang une certaine quantité d'eau et de sels.

4° Ils exercent une *action manifeste sur les sécrétions hépatique et intestinale*, qu'ils excitent (présence de bile et de suc intestinal dans les selles purgatives).

5° Secondairement, ils peuvent exercer *une action régulatrice sur la circulation* (ralentissement) et *sur le système nerveux* (sédation).

### *Eléments de la purgation saline.*

*Les éléments de la purgation saline* sont surtout représentés par les sels de magnésie et de soude.

Les sels de magnésie le plus ordinairement employés sont la magnésie calcinée, l'hydrate de magnésie, le sulfate et le citrate de magnésie.

La *magnésie calcinée* et l'*hydrate de magnésie* sont plus laxatifs que purgatifs ; la dose laxative est de 0 gr. 30 à

2 grammes, la dose purgative 15 à 20 grammes. Leur action est lente à se produire (6 à 12 heures), en sorte qu'il sera convenable de les donner le soir pour avoir un effet le lendemain matin. Ils jouissent encore de deux propriétés qui peuvent leur créer des indications particulières ; ils sont anti-acides, susceptibles de saturer le cas échéant les acides de l'estomac sans cependant passer dans le sang de façon appréciable pour l'alcaliniser, ce en quoi ils diffèrent du bi-carbonate de soude ; ils sont absorbants des gaz ; leur indication est donc formelle dans tous les cas de dyspepsie hyperacide avec fermentations anormales et constipation.

Le *sulfate de magnésie* est purgatif à la dose de 20 à 60 grammes, qu'on fera prendre dans 2 ou 3 verres d'eau naturelle ou d'eau de Seltz, ou de limonade, ou de citronnade. Il peut être administré en lavement.

| | | |
|---|---|---|
| Sulfate de magnésie . . . . . . . . . . | 30 | grammes |
| Infusion de follicules de séné. . . . . | 8 | » |
| Décoction émolliente. . . . . . . . . . | 300 | » |

Fs. pour un lavement à garder.

Le *citrate de magnésie* est peut-être le plus agréable des purgatifs salins, il constitue la base de la célèbre limonade de Rogé. La dose moyenne purgative est 50 grammes. Comme il est très altérable, il est mieux de la préparer extemporanément en faisant agir de l'acide citrique sur du carbonate de magnésie.

On pourrait formuler pour une limonade gazeuze purgative :

| | | |
|---|---|---|
| Acide citrique. . . . . . . . . . . . . | 30 | grammes |
| Carbonate de magnésie. . . . . . . . . | 20 | » |
| Limonade citrique. . . . . . . . . . . | 200 | » |

F. s. a.

| | | |
|---|---|---|
| Bicarbonate de soude . . . . . . . . . | 4 | » |

A ajouter au moment de boucher la bouteille.

Le *sel de soude* le plus généralement employé est le *sulfate de soude* (sel de Glauber, sel d'Epsom) qui s'emploie aussi à la dose de 30 à 50 grammes. Son action est plus violente que celle des sels précédents, les selles sont séro-bilieuses, abondantes, fréquentes. C'est le sel qui semble réaliser au maximum l'action dérivatrice. Il constitue la base de l'eau de Glauber des pharmaciens. C'est le purgatif salin dont la saveur est le plus désagréable, aussi conviendra-t-il de le prescrire dans de l'orangeade, de l'eau de Seltz ou sous forme de limonade.

Il est particulièrement recommandable comme lavement purgatif.

| | | |
|---|---|---|
| Sulfate de soude. . . . . . . . . . . . | 15 | grammes |
| Feuilles de séné. . . . . . . . . . . . | 10 | » |
| Miel de mercuriale. . . . . . . . . . . | 50 | » |
| Eau bouillante. . . . . . . . . . . . . | 450 | » |

Faites une décoction très légère, passez, exprimez, pour un lavement à garder.

Les *eaux minérales purgatives naturelles* contiennent toutes du sulfate de soude ou du sulfate de magnésie, souvent les deux réunis, associés ou non aux chlorures de sodium, de magnésium et de calcium.

Nous ne rappellerons que les principales :

Pullna, Sedlitz (Bohème), Birmenstoff (Suisse), Epsom (Angleterre), Hunyadi-Janos, François-Joseph, Royale hongroise (Hongrie), Rubinat, Carabana (Espagne), Brides (France).

Une mention spéciale doit être faite à l'eau de Châtel-Guyon, qui est une eau purgative chlorurée sodique.

### *Purgatifs musculaires.*

Les *purgatifs musculaires agissant seulement sur la contraction des fibres musculaires sans agir sur la sécrétion* sont rarement employés seuls, au moins comme purgatifs.

La *belladone* en est le type ; elle était particulièrement recommandée par Trousseau, qui en faisait presque le spécifique de la constipation habituelle ; il la donnait à prendre le soir en se couchant soit en teinture, soit en pilules de

1 à 2 centigrammes. La *jusquiame* a une action comparable à celle de la belladone, mais est moins toxique, ce qui permet de la donner à doses doubles. Comme laxatifs, il sera bien de les associer à d'autres purgatifs, on pourrait formuler :

| | |
|---|---|
| Extrait de belladone. . . . . . . . . | àâ 1 centigramme |
| Poudre de belladone. . . . . . . . . | |
| Podophyllin . . . . . . . . . . . . . . . | 2 » |

Pour une pilule n° 20, une le soir en se couchant.

On pourrait encore l'associer à la *noix vomique*, qui provoque la contraction des muscles de la vie organique, en particulier de l'estomac et de l'intestin, sans excitation notable de la muqueuse :

| | |
|---|---|
| Extrait de jusquiame. . . . . . . . . . | 3 centigrammes |
| Poudre de noix vomique . . . . . . . | 5 » |

Fs. pour une pilule n° 20, une le soir en se couchant.

On conçoit que, si en quelques cas, l'action exonératrice de ces substances peut être remarquable, leur action pratiquement nulle sur la muqueuse intestinale les prive à peu près complètement de toute action dépurative et dérivatrice. Utiles par conséquent dans la constipation habituelle, ils seront peu recommandables dans les états rangés sous la rubrique « embarras gastro-intestinaux », fébriles ou non, et dans les états où l'action hypersécrétoire dépurative ou déplétive semble être l'indication principale, tels l'asystolie ou l'urémie.

### *Purgatifs drastiques.*

Les *purgatifs augmentant la sécrétion intestinale et les mouvements péristaltiques* sont les plus actifs, les plus violents aussi. Parmi ceux-ci, les *drastiques* (jalap, scammonée, huile de croton) sont les plus irritants et ne doivent être employés que pour produire une dérivation intense du côté de l'intestin ; ils sont contre-indiqués dans les cas d'état inflammatoire de l'intestin.

Le *Jalap* est tiré de la racine du Convolvulus Jalapa du Mexique ; son odeur est nauséabonde, sa saveur âcre. Son action purgative commence dès les premières parties du tube digestif. A petites doses (o gr. 50 de racine, o gr. 20 de résine), il provoque une purgation légère, à doses plus élevées (1 à 2 grammes de racine, o gr.50 à 1 gramme de résine) il détermine des effets purgatifs intenses avec nausées, quelquefois vomissements, hypercholie, exagération intense des mouvements péristaltiques ; à doses supérieures aux précédentes, il détermine une violente gastro-entérite.

La *poudre de racine* s'emploie en pilules ou en cachets, à la dose de 1 à 2 grammes ; la *résine de jalap* s'emploie en pilules ou incorporée à des biscuits, à des pastilles de chocolat à la dose de o gr. 10 à o gr. 50 ; l'*eau-de-vie allemande*, qui est un purgatif si énergique, n'est en somme que de la teinture de jalap composée :

| | | |
|---|---|---|
| Jalap. . . . . . . . . . . . . . . . . | 80 | grammes |
| Turbith. . . . . . . . . . . . . . . . | 10 | » |
| Scammonée . . . . . . . . . . . . . . | 20 | » |
| Alcool à 60°. . . . . . . . . . . . . . | 960 | » |

on l'emploie à la dose de 10 à 20 grammes, avec parties égales de sirop de séné ou de nerpum.

| | |
|---|---|
| Eau de vie allemande. . . . . . . . . | } àâ 20 grammes |
| Sirop de nerprun . . . . . . . . . . | |

Pour purgation violente.

La *Scammonée* est aussi une gomme résine retirée par incision de la racine du convolvulus scammonia. C'est une résine à cassure poreuse, noire et brillante. C'est un purgatif drastique, hydragogue, très énergique, dont l'action porte surtout sur l'intestin grêle.

Ses indications sont celles du jalap avec lequel on l'associe souvent.

Sa *poudre* s'emploie aux doses de o gr. 3o à 1 gramme dans du lait, en cachets, en pilules ou incorporée à des pastilles de chocolat ou à des biscuits. Sa *résine* à la dose de o gr. 3o à o gr. 6o. entre dans la constitution des fameuses pilules cardio-toniques-diurétiques-purgatives étudiées précédemment :

| | |
|---|---|
| Poudre de scille . . . . . . . . . . . | ââ o gr. o5 |
| Résine de scammonée . . . . . . . . | |
| Poudre de digitale. . . . . . . . . . | |

A prendre 6 par jours pendant trois jours.

L'*huile de croton* que nous ne mentionnons que pour en déconseiller l'emploi, à notre avis, vraiment trop dangereux, est le plus violent des purgatifs drastiques. Pour se rendre compte de l'action produite sur l'intestin, il suffit d'avoir vu une seule fois l'éruption pustuleuse produite sur la peau par l'application de cette substance. Qu'on sache bien en tous cas qu'*elle ne s'emploie que par gouttes*, une ou deux au maximum, à doses fractionnées dans une potion huileuse de 3o à 1oo grammes.

Les substances purgatives suivantes, quoique agissant suivant le même mécanisme que les précédentes, savoir en augmentant la sécrétion intestinale et les mouvements péristaltiques, sont moins violentes, provoquent des coliques moins fortes, irritent beaucoup moins l'intestin, c'est sans doute à ces causes qu'elles doivent un emploi incontestablement plus répandu :

La *cascara sagrada* (écorce sacrée, en espagnol), jouit actuellement d'une très grande vogue. On peut la faire prendre en cachets de o gr. 25 à o gr. 5o de poudre de cascara. Selon la tolérance individuelle et selon l'effet désiré, on la donnera à la dose quotidienne de o gr. 5o à un gramme.

L'*extrait fluide*, employé surtout il y a une vingtaine d'années, est purgatif à la dose moyenne quotidienne de 20 à 40 centimètres cubes.

La *cascarine* enfin qui serait le principe actif de la cascara, a conquis ces années dernières une place importante comme spécifique ou prétendu tel de la constipation chronique. La dose quotidienne pour adultes est de 0 gr. 10 à 0 gr. 30 et doit être continuée une dizaine de jours au moins. Sans être l'anticonstipant idéal, toujours efficace, c'est certainement une des préparations qui donnent le moins d'échec.

La *rhubarbe*, un des purgatifs les plus célèbres, s'emploie surtout actuellement en poudre, comme laxatif, en cachets de 0 gr. 50 à 1 gramme au commencement des repas. Elle est purgative à la dose de 2 à 5 grammes. C'est un excellent correctif de la constipation des préparations ferrugineuses, on l'associera volontiers au protoxalate de fer.

| | |
|---|---|
| Protoxalate de fer . . . . . . . . . . | ââ 0 gr. 15 |
| Poudre de rhubarbe . . . . . . . . . | |

Pour un cachet, 2 à 4 par jour au commencement des repas.

La teinture, peu employée, se donne à la dose de 10 à 20 gouttes.

Les *follicules de sené* s'emploient plutôt, comme nous l'avons vu, dans la préparation des lavements purgatifs (V. plus haut). Pris par la voie stomacale, ils provoquent des coliques. Il se prescrivent en poudre à la dose de 0 gr. 50 à 2 grammes, et en tisane 10 à 20 grammes de poudre par 1000 d'eau. Une bonne préparation consiste aussi à faire cuire avec des pruneaux quelques gousses de séné enfermées dans un sachet de mousseline ; le jus de pruneau ainsi obtenu est doué de propriétés laxatives très marquées.

L'*aloès* se rapproche davantage des drastiques énumérées plus haut. Il provoque des coliques assez fortes, une irritation vive de l'intestin, de la cuisson à l'anus, de la congestion marquée des veines intestinales et du petit bassin, des veines hémorrhoïdaires en particulier. Son emploi est donc contre-indiqué chez les pléthoriques, les hémorrhoïdaires, les femmes enceintes ou atteintes d'affections utérines, les malades atteints d'affections vésicales.

La poudre d'aloès presque uniquement employée se donne en pilules ou en cachets à la dose de 0 gr. 30 à 0 gr. 60.

Elle est la base d'une foule de pilules purgatives dont les plus célèbres sont peut-être les pilules écossaises ou d'Anderson, dont nous rappelons la formule :

| | |
|---|---|
| Aloès . . . . . . . . . . . . . . . . | àâ 0 gr. 10 |
| Gomme gutte pulvérisée . . . . . . . | |
| Essence d'anis. . . . . . . . . . . . . | I goutte |
| Miel blanc . . . . . . . . . . . . . . | q. s. |

Pour une pilule, provision 20, 2 à 6 dans les vingt-quatre heures, sauf contre-indication.

S'il entre dans la composition de la plupart des pilules purgatives, c'est qu'il a le pouvoir de stimuler de façon particulière la dernière partie du gros instestin, dont l'atonie est peut-être la cause la plus fréquente de la constipation habituelle.

L'essence d'anis qui entre dans la composition de la pilule précédente est un carminatif qui atténue de façon fort sensible les coliques que pourraient provoquer l'aloès et la gomme-gutte. Cette formule est un type bien étudié sur lequel on pourra modeler d'autres formules de pilules purgatives; elle comprend en effet une drogue active (aloès) associée à une drogue synergique (gomme gutte) qui en assure l'action, à une drogue corrective (essence d'anis) qui en corrige les inconvénients, le tout enrobé dans du miel qui en rend la prise agréable; elle réalise donc une association quasi idéale : action sûre, effets non douloureux, prise agréable.

L'aloès étant un purgatif lent, dont l'effet se manifeste au plus tôt 6 à 10 heures après l'absorption se prescrit de préférence au moment du coucher trois à quatre heures après le repas du soir ; il agit le lendemain matin.

La formule suivante nous a donné toute satisfaction :

| | |
|---|---|
| Extrait de belladone . . . . . . . . . | ââ 1 centigramme |
| Podophyllin. . . . . . . . . . . . . . | |
| Extrait de cascara. . . . . . . . . . | |
| Sel de Marienbad . . . . . . . . . . | |
| Extrait d'aloès. . . . . . . . . . . . | 2 » |
| Poudre de rhubarbe . . . . . . . . . | 3 » |

Mélangez, comprimez, kératinisez et argentez.
Fs. pour une pilule n° 20, une le soir en se couchant.

Cette liste déjà trop longue et un peu fastidieuse, pourrait être allongée en quelque sorte indéfiniment, le nombre des substances purgatives étant presque infini. Nous croyons avoir cité les plus usitées, il appartiendra à chacun, suivant son expérience individuelle, de l'allonger ou de la restreindre, de la compléter en tous cas, car c'est le propre d'une semblable énumération d'être toujours trop longue et toujours incomplète.

## QUAND ET POURQUOI IL FAUT ADMINISTRER LES PURGATIFS

Etudier toutes les indications des purgatifs envisagés dans leurs modes d'action divers est une tâche qui nécessiterait à elle seule un gros volume, aussi ne peut-on guère que rappeler les grandes règles cliniques qui doivent présider à l'emploi et au choix des purgatifs. A ce point de vue, la classification adoptée, par son caractère suffisamment physiologique, basée sur la subordination des actions des diverses drogues étudiées, par la mise en évidence de l'action principale du médicament facilite et rend plus compréhensive cette exposition.

Des auteurs récents, mus par le désir louable de calquer le plus possible les indications purgatives sur les actions élémentaires des divers purgatifs ont multiplié les divisions (antisepsie intestinale, exonération intestinale, sollicitation des mouvements intestinaux, dérivation sanguine, spoliation séreuse, modification de la nutrition). Nous croyons que la question n'est pas mûre pour une subdivision absolument rationnelle, la plupart des actions susénumérées sont connexes : l'antisepsie intestinale est presque inséparable de l'exonération intestinale ou du moins lui est liée de façon étroite ; les modifications de la nutrition sont quelque peu fonction de la spoliation séreuse. Tout en admettant et en désirant une classification plus complète, nous ramènerons provisoirement à trois les indications des purgatifs.

1° Débarrasser l'intestin des matières qui l'obstruent (matières stercorales, bile, déchets organiques, toxines, aliments non digérés) ; on utilisera l'*action exonératrice* des purgatifs, qui sera du même coup évacuante, dépurative, antiseptique.

2° Dériver vers l'intestin, une quantité appréciable de sang, *action dérivatrice*, qui sera secondairement déplétive, décongestive pour d'autres régions.

3° Soustraire à l'organisme une quantité plus ou moins considérable de liquide, réaliser une sorte de saignée blanche, *action spoliative*.

## *Action exonératrice.*

L'*action exonératrice* des purgatifs trouve ses principales indications dans la constipation et dans les divers états fébriles ou non, d'embarras gastro-intestinaux.

Le traitement de la *constipation habituelle* est une des questions les plus touffues de la thérapeutique courante et que nous ne pouvons traiter dans toute son ampleur. Ici comme ailleurs il faut s'efforcer toujours de remonter, pour la combattre, à la cause de la constipation et étudier avec soin à ce point de vue les habitudes du malade (sédentarité), le régime (trop carné), les tendances psychiques (paresse), l'état du tube digestif (hémorrhoïdes, fissures à l'anus, etc.)

On ne devra, suivant le conseil de Trousseau, se résoudre aux purgatifs qu'à la dernière extrémité; le plus souvent une bonne hygiène alimentaire, une stimulation de l'intestin par quelques massages quotidiens de l'abdomen, quelques pratiques hydrothérapiques, une suggestion un peu forte viendront à bout de la constipation.

Il faudra tenter ensuite les lavements à l'eau froide qui suffisent souvent à secouer l'atonie intestinale primitive ou secondaire cause ordinaire de la constipation.

Si l'on est réduit à employer des purgatifs, il faudra surtout les choisir parmi les purgatifs musculaires (belladone, jusquiame, strychnine), ou muco-musculaires (drastiques, aloès, rhubarbe, cascara, podophyllin, etc.), dont l'action constipante secondaire est quasi nulle, contrairement aux purgatifs salins qu'on doit proscrire dans ce cas. Nous avons rappelé la formule des pilules écossaises, on peut en faire de similaires quasi à l'infini. Par exemple.

| | |
|---|---|
| Huile de clou de girofle . . . . . . . . | I goutte |
| Extrait de belladone . . . . . . . . . . | o gr. 01 |
| Podophyllin. . . . . . . . . . . . . . | o gr. 03 |
| Aloès. . . . . . . . . . . . . . . . . | àâ o gr. 05 |
| Scammonée . . . . . . . . . . . . . | |
| Miel blanc . . . . . . . . . . . . . . | q. s. |

Pour une pilule à prendre le matin au réveil ou le soir en se couchant.

Dans l'*occlusion intestinale*, les purgatifs drastiques ou musculaires ne conviennent que dans les occlusions à marche lente, obstructions fécales par atonie du gros intestin, chez les vieillards en particulier. Au contraire, tout purgatif est formellement contre-indiqué, et plus particulièrement les purgatifs violents (drastiques et musculaires) dans le volvulus, l'invagination intestinale, l'étranglement interne ou externe, l'appendicite perforante, la péritonite qui relèvent à peu près exclusivement du traitement chirurgical.

Dans l'*embarras gastro-intestinal*, *l'indigestion*, les purgatifs doux, l'huile de ricin ou les purgatifs salés seront prescrits suivant l'acuité des accidents, le retentissement général. Les purgatifs salés sont plus particulièrement indiqués si l'embarras gastrique s'accompagne de *diarrhée*.

Dans la *fièvre typhoïde*, la méthode évacuante purgative de Louis, Beau, Grisolle, a été généralement abandonnée comme prédisposant à la perforation ; aussi n'emploie-t-on guère les purgatifs que s'il y a constipation, et encore préfère t-on habituellement les lavements. Toutefois, M. Bouchard a prescrit l'emploi du sulfate de magnésie à dose laxative, soit 15 grammes tous les 3 jours.

Dans la *dysenterie*, les sels neutres dans les formes légères, le calomel dans les formes graves sont les purgatifs de choix, encore ne doit-on prescrire de fortes doses ni des uns, ni des autres. Rappelons à ce sujet la composition des fameuses *pilules anti-dysentériques de Segond :*

| | |
|---|---|
| Extrait aqueux d'opium. . . . . . . . | o gr. o5 |
| Calomel . . . . . . . . . . . . . . . | o gr. 20 |
| Ipéca en poudre. . . . . . . . . . . . | o gr. 40 |
| Sirop de nerprun ou extrait de rhubarbe. | q. s. |

Par 6 pilules à prendre de deux heures en deux heures.

L'*entéro-colite muco-membraneuse* est la plus rebelle des affections intestinales, le maniement des purgatifs est des plus délicats dans ce cas, car « le purgatif idéal qui jouerait « le rôle d'évacuateur simple sans action sur les muqueuses « des voies digestives n'existe pas. » On donnera la préférence aux *laxatifs* : huile de ricin (une cuiller à café avant le premier déjeuner), sulfate de soude ou de magnésie (6 à 8 grammes le matin), podophyllin ou belladone (1 centigramme le soir), magnésie calcinée (o gr. 50 à 1 gramme après chacun des repas), cascara sagrada, etc., etc.; on en alternera l'usage avec celui de *grands lavements*.

Dans l'*empoisonnement par le phosphore, on ne donnera pas de purgatifs huileux* qui dissoudraient le phosphore. Dans l'*intoxication saturnine* on conseillera les *cholagogues* (aloès, eau-de-vie allemande, podophyllin, salicylate de soude, évonymin, principalement), car il semble résulter des recherches d'Oddo et Silbert, que la bile est la principale voie d'élimination du plomb.

Dans *l'urémie*, certains auteurs, avec Bouchard, considèrent les purgatifs comme dangereux, leur reprochant de n'avoir qu'une action incertaine au point de vue de l'élimination des toxines. Se basant sur ce fait que 32 grammes de sang éliminent autant que 280 grammes de liquide diarrhéïque et 100 litres de sueur, Bouchard reproche aux purgatifs d'abaisser la pression sanguine, de déshydrater le sang et de provoquer de ce fait une concentration plus grande des principes toxiques qui deviennent ainsi plus nocifs. Mais, suivant la remarque de M. Renaut (Traité de thérapeutique de Robin, f. I), « la pratique ne s'accorde « pas absolument avec la théorie. Elle a montré souvent « l'utilité des purgatifs contre les accidents urémiques, et « on peut les considérer comme de bons adjuvants du trai- « tement. Du reste il est facile de remédier à la déshydra- « tation du sang, en faisant suivre l'administration des pur- « gatifs d'une quantité d'eau suffisante pour remplacer celle « qui est évacuée. Tous les purgatifs peuvent être employés. « Gübler préférait les purgatifs *salins* aux drastiques ; les « médecins anglais emploient surtout le *calomel*, qui est « condamné en France malgré ses propriétés diurétiques « récemment vantées. On a recours le plus souvent aux « *drastiques*: scammonée et jalap, eau-de-vie allemande « seule ou associée au sirop de nerprun, lavement purgatif « du Codex au séné et au sulfate de soude, etc. »

Dans l'*obstruction biliaire, les hépatites*, les purgatifs favorisent la circulation biliaire, combattent l'infection, empêchent la résorption des toxines. Les cholagogues, calomel, salicylate de soude, benzoate de soude sont plus spécialement indiqués, mais on pourra aussi employer l'huile de ricin, le séné, l'aloès.

### Action dérivative.

Les purgatifs provoquant un afflux plus ou moins considérable de sang vers la muqueuse intestinale, pourront être employés en vue de provoquer cette congestion intestinale et de détourner ainsi d'autres organes le sang qui s'y portait en trop grande abondance ; *action dérivative.*

Dans les *congestions cérébrales* on emploiera les purgatifs salins ou les purgatifs drastiques, l'aloès entre autres, suivant que la congestion est habituelle ou accidentelle. Dans les cas graves on saignera le malade et on lui administrera un drastique, l'eau-de-vie allemande de préférence.

Les purgatifs peuvent être employés dans le même but, en vue de combattre les *congestions des yeux*, *des poumons*, *des reins.*

Dans les *congestions abdominales*, l'indication est la même, mais il faut savoir que l'aloès congestionne fortement les organes du petit bassin, l'utérus et le rectum en particulier, en sorte qu'il sera contre-indiqué dans les cas de grossesse ; de congestion utérine, d'hémorrhoïdes, en revanche il sera spécialement indiqué pour favoriser l'écoulement menstruel et pour rappeler, si la chose est utile, le flux hémorrhoïdaire.

### Action spoliative.

Une des conséquences de l'action purgative, des salins en particulier, est la soustraction à l'organisme d'une quantité appréciable de liquide, véritable « saignée blanche » qui, comme la « saignée rouge », abaisse la tension vasculaire, active la résorption des liquides extra-vasculaires, favorise l'amaigrissement : *action spoliative.*

A ce titre les purgatifs trouvent leur indication dans l'*asystolie*, dans laquelle agissant sur la pression veineuse, ils contribuent à soulager le cœur, et où d'autre part ils facilitent la résorption et l'élimination des liquides épanchés. Le régime lacté, les toni-cardiaques, les diurétiques, les purgatifs constituent en somme le traitement de l'asystolie, et nous avons déjà indiqué (V. digitale) que l'association suivante remplissait assez heureusement les indications diverses :

| | |
|---|---|
| Poudre de digitale. . . . . . . . . . | âā o gr. o5 |
| Poudre de scille. . . . . . . . . . . | |
| Résine de scammonée . . . . . . . . | |

Pour une pilule n° 20, à prendre en trois jours.

Cette même action peut être utilisée dans le traitement des *hydropisies* (d'origine cardiaque ou rénale) et des divers épanchements cavitaires ou interstitiels (ascite, pleurésie, péricardite, œdème, etc.).

Enfin par l'action spoliative qu'ils exercent, par les modifications qu'ils imposent à la nutrition, l'emploi des purgatifs est légitime dans la cure de *l'obésité*, de la *polysarcie*, mais leur emploi devra être combiné, pour être efficace, à une hygiène alimentaire sévère, réalisant une diète relative plus ou mois déguisée et à une hygiène générale qui combatte la sédentarité. Dans ce cas on emploie généralement les eaux minérales purgatives, le sel de Carlsbad en particulier.

Mentionnons, pour finir, que les *purgatifs salins et drastiques sont contre-indiqués* au moment des menstrues, de la grossesse, de gastro-entérite violente, d'anémie très prononcée et que, dans ces cas, les purgatifs huileux et doux ne doivent être prescrits qu'avec ménagement.

# QUININE

## POURQUOI IL FAUT ADMINISTRER LA QUININE

La quinine est une des drogues les plus largement employées en thérapeutique — et semble-t-il avec raison — mais on est à peine en ce qui la concerne sorti du stade empirique. Le mécanisme intime de son action est encore mal élucidé ; aussi, hors quelques cas spéciaux tels le paludisme, où la quinine agit de façon quasi-spécifique, les indications sont imprécises, les conclusions des auteurs souvent contradictoires. Les progrès de la biologie cellulaire commencent à jeter quelque clarté dans cette question obscure, et semblent devoir conserver à cette substance la large place que l'empirisme lui avait assignée dans la thérapeuthique.

### *Le pouvoir oxydant du protoplasma est dimiuué par la quinine.*

Une notion de date relativement récente et qui acquérera sans doute une importance capitale, est la suivante : *le pouvoir oxydant du protoplasma est diminué par la quinine.* Lauder Brunton rappelle à ce sujet quelques expériences qui, pour n'être pas absolument démonstratives, n'en sont pas moins fort suggestives. La résine de gaïac jouit de la propriété de devenir bleue par l'oxydation, en sorte que si à une solution aqueuse de résine de gaïac on ajoute un peu de sang, la coloration bleue apparaît lentement, et si on ajoute de l'éther ozonisé, la coloration bleue est intense et rapide. L'oxydation peut d'autre part être déterminée par le protoplasma vivant : si sur la tranche de section d'une pomme de terre imbibée d'eau pure, on dépose un peu de teinture de gaïac, la coloration bleue apparaîtra immédiatement. Eh bien ! si nous répétons la même expérience avec une pomme de terre ayant séjourné dans une solution de quinine, on constate une coloration bleue beaucoup plus lente et beaucoup plus pâle. *Le pouvoir oxydant du protoplasme semble donc diminué.*

Si l'on songe maintenant que le pouvoir moteur du protoplasme est en rapport étroit avec le pouvoir oxydant — dans les mêmes rapports que la chaleur et le mouvement — on en arrive à penser que la quinine doit exercer une *action inhibitive, de suppression ou de ralentissement des mouvements protoplasmiques*, et de fait cette action a été observée non seulement sur les organismes cellulaires tels que l'amibe, mais aussi sur les leucocytes examinés sur le porte-objet ou en circulation dans le sang (dans la membrane interdigitale de la grenouille, par exemple). Binz a développé cette notion avec ampleur dès 1868 ; nous n'entrerons pas dans le détail de ses expériences. Quelle part, en tout état de cause, cette propriété a-t-elle dans l'action antipyrétique de la quinine, c'est ce que nous ne saurions dire.

### Action antiseptique.

Les autres propriétés de la quinine ont évidemment d'étroits rapports avec les précédentes, telle son *action antiseptique*, surtout énergique vis-à-vis des infusoires et de l'hématozoaire du paludisme ; faible, nulle ou douteuse sur les bactéries et les spores végétales. La quinine, véritable spécifique du paludisme, dont elle coupe la fièvre et combat heureusement les autres manifestations (céphalalgie, névralgie, diarrhée, etc.), agit non pas sur les leucocytes ou plutôt non seulement sur les leucocytes, mais surtout sur les plasmodies mêmes. Il y a longtemps que Laveran a montré qu'une solution même très faible d'un sel de quinine mélangée à du sang renfermant des hématozoaires leur fait prendre des formes cadavériques. Peut-être n'y faut-il voir qu'une action élective de cette substance sur certains parasites cellulaires, mais une action ne différant que par son intensité de celle signalée plus haut : *ralentissement des processus d'oxydation et des mouvements des cellules.*

Il faut d'ailleurs ajouter que la constatation directe dudit ralentissement des mouvements amiboïdes a été niée par Hayem et Bochefontaine qui, contrairement à Binz, n'auraient pas réussi à observer l'arrêt de la diapédèse chez les grenouilles ou le ralentissement des mouvements des leucocytes. Au point de vue de l'observation pure, la question reste donc entière.

### *Action antipyrétique.*

L'action *antipyrétique* est probablement corrélative des précédentes ; elle est facteur de l'action antiseptique d'une part, d'autre part de l'action inhibitive des processus d'oxydation cellulaire mentionnée plus haut. Le nombre des calories dégagé en un temps donné par un organisme vivant n'est, en définitive, que la somme des calories dégagées dans les processus cellulaires d'oxydation, et partant la température centrale de cet organisme, fonction de ce dégagement total de calories, sera évidemment impressionnée par toute substance susceptible de ralentir les processus d'oxydation. La question est d'ailleurs plus complexe, et des facteurs multiples peuvent et doivent intervenir dans cette action antipyrétique (action antiseptique, action sur la circulation, action sur les centres régulateurs thermogènes).

Pratiquement, l'action antipyrétique est nulle chez l'homme sain, — mais la quinine semble en uniformiser la température, c'est-à-dire que les oscillations normales diminuent et que le travail musculaire élève moins la température qu'à l'état normal.

Chez les fébricitants, l'action antipyrétique est fonction de la dose et de la maladie. Elle est à peu près nulle dans la fièvre récurrente, discutable dans les fièvres éruptives, minime dans l'infection purulente et l'érysipèle, moyenne dans la fièvre typhoïde, considérable dans le paludisme.

Quoi qu'il en soit du mécanisme intime de ces actions primordiales de la quinine : action antiseptique, action antipyrétique, — il nous a paru intéressant d'essayer de les rattacher à une action plus haute, ralentissement des processus d'oxydation, action vraisemblable, quoique encore hypothétique — hypothèse en tous cas intéressante, féconde en déductions thérapeutiques heureuses, et qui cadre à merveille, si elle ne les explique, avec les actions secondaires qu'il nous reste à mentionner.

### *Actions sur la nutrition, la circulation, le système nerveux.*

L'action sur la *nutrition* du fébricitant est un puissant appui à l'hypothèse précédente. Sous l'influence de doses petites, moyennes ou fortes, l'absorption d'oxygène et le dégagement d'acide carbonique sont diminués. Il y a diminution du taux des matériaux solides de l'urine, diminution de l'azote total, de l'urée, des chlorures, de l'acide phosphorique, du soufre. Comment interpréter ces résultats, sinon en admettant un *ralentissement considérable des combustions organiques* ?

L'action sur le *système circulatoire est incomplètement élucidée*, les conclusions des auteurs sont discordantes. On admet en général qu'à *faible dose* la quinine détermine une augmentation de l'impulsion et de l'amplitude des contractions cardiaques avec vaso-constriction et hypertension légère, et qu'à *forte dose* on observe le plus fréquemment un ralentissement plus ou moins marqué du cœur, avec vaso-dilatation et abaissement de la tension artérielle. D'après Germain Sée, la quinine produirait deux effets de sens contraire ; une diminution de la tension vasculaire et une augmentation de la force auriculo-ventriculaire. En tous cas, elle a souvent une action modérative et régulatrice, employable dans certaines formes d'arythmies nerveuses.

Le *système nerveux* est très impressionné par la quinine, surtout chez l'homme sain. Suivant la dose et suivant le moment, on constate d'abord une *période d'exaltation* (vertiges, agitation, bourdonnements d'oreille, hallucinations de la vue, exagération du pouvoir réflexe), probablement en rapport avec un certain degré de congestion encéphalo-médullaire, à laquelle succède une *période de dépression* caractérisée par de l'apathie, de l'assoupissement, du sommeil, de la diminution de la sensibilité et du pouvoir réflexe. Cette dernière action peut être tellement forte que Nothnagel et Rossbach ont pu empêcher par la quinine les contractions tétaniques de la strychnine. Quelques expériences de Dupuis tendent à faire admettre que ces phénomènes sont sous la dépendance d'une action directe inhibitive de la quinine sur les cellules nerveuses.

### *Action sur les muscles lisses et sur la sécrétion gastrique.*

Il nous reste à mentionner :

1° *Une action possible excito-contractile sur les muscles lisses*, que les accoucheurs (Tarnier) tendent à admettre, sans qu'il en existe d'ailleurs de preuve expérimentale. Nous verrons cependant quel parti on peut tirer de cette propriété douteuse. Marx, de Lubeck, a préconisé la solution de chlorydrate de quinine à 1 ou 2 p. 100, comme hémostatique direct externe.

2° *Une action excitante probable*, que la quinine partage avec la plupart des amers, sur les sécrétions salivaire et gastrique, encore que son action sur la digestion stomacale semble plutôt mauvaise, d'où l'indication de la prescrire en dehors des périodes digestives.

## QUAND IL FAUT ADMINISTRER LA QUININE

### *La quinine dans la malaria.*

L'action de la quinine dans la *fièvre paludéenne dans la malaria* est, nous l'avons dit, quasi-spécifique, d'où ce mot répété bien souvent que l'Algérie a été doublement conquise « par l'épée et par la quinine ». Nous rappellerons les règles les plus généralement adoptées par les auteurs auxquels un long séjour dans les régions malariques ont donné une réelle compétence.

Dans les *cas simples* on donnera une première dose de quinine, soit 1 gramme, huit à dix heures avant le frisson, de façon à éviter si possible le retour des accès. Si les accès sont très rapprochés, on pourra donner la dose pendant l'accès même, non dans l'espoir d'agir sur l'accès en voie d'évolution, mais sur l'accès à venir. On pourra ensuite suivre les règles suivantes : après cette première dose, un jour sans quinine ; le troisième jour, nouvelle dose de quinine, suivie de deux jours d'intervalle ; le sixième jour, nouvelle dose de 1 gramme, puis trois jours d'intervalle ; le dixième jour, nouvelle dose de 1 gramme, puis quatre jours d'intervalle ; ensuite une dose par semaine pendant un mois.

Dans les *fièvres pernicieuses* il faut agir vite et fort : on donnera donc la quinine de suite et de façon continue sans trop s'inquiéter des règles précédentes. On devra préférer dans ces cas la voie hypodermique, dont l'action est incontestablement plus rapide.

Dans la *cachexie paludéenne*, la quinine pourra rendre

encore des services appréciés, mais elle devra être alors associée au fer, à l'arsenic, à l'hydrothérapie.

### La quinine dans la fièvre typhoïde.

L'emploi de la quinine dans la *fièvre typhoïde* a subi un moment de discrédit lors des premières années de l'application systématique de la méthode de Brand. Mais ces temps derniers des voix autorisées ont produit d'éloquents plaidoyers en faveur de la médication quinique dans cette maladie. Nous citerons les plus récents, ceux de Erb, de Bing et de Marfan.

Erb schématise de la façon suivante le traitement de la fièvre typhoïde : diète et hygiène, bain tiède progressivement refroidi, quinine. Il donne la quinine à fortes doses, soit 1 à 2 grammes vers le moment de température maxima, dans la pratique 7 à 8 heures du soir, et tous les deux jours seulement. Sous cette influence il aurait vu six fois sur sept s'accentuer la rémission matinale et s'abaisser l'ascension vespérale. Et pour lui « dans le traitement de la fièvre typhoïde, la quinine agit non seulement comme antiseptique, mais elle exerce encore une action directement favorable sur la marche de la maladie, dont elle abrège la durée ». Son action, particulièrement remarquable dans les formes muqueuses, deviendrait incertaine dans les formes graves, et nulle dans les formes aggravées par des infections secondaires. Il estime la quinine très supérieure à la foule des antipyrétiques préconisés un temps (antipyrine, phénacétine, lactophénine, salophène, etc.).

Bing partage absolument cette opinion, il préconise seulement des doses plus faibles inférieures à 1 gramme, par crainte d'accidents paralytiques, surtout en cas de troubles circulatoires ou respiratoires accusés.

M. Marfan enfin essaie toujours chez les enfants typhiques le traitement quinique. Si la température rectale prise entre

4 et 5 heures dépasse 39°, il fait prendre à l'enfant (s'il a plus de cinq ans) 0 gr. 75 de bichlorhydrate neutre de quinine, en trois fois, par prises espacées d'une demi-heure. Si l'abaissement thermique est évident, s'il y a le lendemain amendement des autres symptômes, la prescription est ainsi formulée : prendre la température rectale entre 4 et 5 heures, si elle dépasse 39° donner 0 gr. 75 de quinine en trois prises, à une demi-heure d'intervalle. Si, au contraire, l'amendement est nul ou douteux, M. Marfan institue la médication balnéaire par bains tièdes à 32°, progressivement refroidis à 25°.

### *Quinine dans diverses maladies fébriles.*

Dans la *septicémie*, *l'infection purulente*, *la fièvre puerpérale*, la quinine a été traditionnellement employée ; elle est recommandable quoiqu'il soit difficile à l'heure actuelle de se faire une idée précise sur son utilité véritable dans ces cas.

Malgré son action inconstante et incertaine, on pourra l'employer à titre symptomatique comme antipyrétique dans les *maladies fébriles :* érysipèle, fièvres éruptives, pneumonie, etc.

Dans ces cas, d'ailleurs, elle pourra être encore utile comme tonique et sédatif, tout à la fois, du système nerveux.

### *La quinine dans les hémorrhagies.*

Les incertitudes relatives à l'action de la quinine sur le cœur et les vaisseaux, se reflètent dans les *médications basées sur ces propriétés vaso-motrices*. C'est ce que disait très nettement M. Vaquez dans un article consacré à la médication hémostatique : « Bien que l'emploi des sels de quinine ait été depuis longtemps et souvent préconisé, les plus grandes incertitudes règnent lorsqu'il s'agit d'interprêter leur action physiologique. On ne sait pas encore si celle-ci s'exerce par le système vaso-constricteur ou par l'intermédiaire des centres nerveux. Vulpian se refuse à prendre parti, et Hayem déclare qu'il lui paraît très difficile de poser nettement les indications de cet agent. »

En tout état de cause la quinine peut rendre des services incontestables, quel que soit le mécanisme de son action dans un bon nombre d'*hémorragies*, en particulier dans les *épistaxis persistantes* en rapport avec une exagération permanente de la tension artérielle, chez les jeunes gens, les jeunes filles pubères, les neuro-arthritiques, les brigtiques à la période initiale, les basedowiens. Kirmisson, Guinard, Liégeois ont publié des observations remarquables d'hémostase quinique dans des *hémorragies dentaires incoercibles*. Dans les *hémoptysies des tuberculeux* elle réussit souvent fort bien, surtout dans les hémoptysies fébriles, où les actions hémostatique et antipyrétique semblent simultanées. Il sera utile dans ces cas de la prescrire à doses quotidiennes assez élevées (1 gramme à 1 gr. 50) et d'en continuer l'emploi pendant plusieurs jours. Nous avons vu qu'il peut être des plus utiles ici de l'associer à la digitale. Elle sera de même indiquée dans les hémoptysies par hypertension artérielle persistante, liées aux causes précédemment énumérées, hémoptysies périodiques des pubères, neuro-arthritiques, de la ménopause, etc.. On en obtiendra souvent d'appréciables résultats dans des *métrorragies* réfractaires à l'ergot de seigle, avec lequel il pourra aussi être utile de l'associer. Elle est souvent très active dans les métrorragies de la ménopause, soit seule, soit alternée avec l'extrait fluide d'hydrastis canadensis. Huchard et Liégeois la recommandent de façon particulière.

A ce sujet, les accoucheurs sont à peu près d'accord pour admettre une *action excitante des fibres lisses utérines*, mais sans que cette action puisse être abortive (Tarnier-Frederici). L'administration de un gramme de quinine en deux cachets à dix minutes d'intervalle serait susceptible d'activer les contractions utérines pendant le travail ; mais il faudra se méfier des hémorragies pendant la délivrance.

### La quinine dans le goitre exophtalmique, les affections aortiques, l'herpétisme.

Son emploi prolongé donne de bons résultats dans le goitre *exophtalmique*. Dans *certaines affections aortiques* avec pouls capillaire visible et vaso-dilatation très grande, l'emploi de la quinine à la dose quotidienne de 1 gramme, amène une notable amélioration sinon de la lésion, du moins de ses signes périphériques (Huchard).

Enfin, pour Lancereaux, *la quinine pourrait être regardée comme l'agent spécifique des désordres vaso-moteurs de l'herpétisme*. Elle fait merveille dans les accès de migraine, de névralgie, d'éternuement, de toux quinteuse de la première période de l'herpétisme. Dans ces cas, Lancereaux n'hésite pas à prescrire des doses fortes et massives, soit 1 gr. 50 et même 2 et 3 grammes, prises dans l'espace d'une heure environ, « si les malades n'accusent aucun des effets physiologiques de la quinine (bruissements d'oreille, vertiges, céphalée ? etc.), qu'ils soient ou non habitués à l'action de ce médicament ».

### La quinine dans les tumeurs malignes.

Mentionnons pour finir une série de tentatives intéressantes instituées à l'instigation de Jaboulay, et tendant au *traitement des tumeurs malignes ou récidivantes par la quinine*.

Les résultats publiés sont actuellement assez nombreux pour que l'on puisse se faire une opinion assez exacte de la légitimité de la méthode et sur son efficacité. Les conclusions de M. Launois à la Société médicale des hôpitaux, n'ont rien perdu de leur valeur ; il rappelait « que, contrairement à l'opinion de San Felice et Roncali qui croient à l'existence de parasites végétaux (schizomycètes), on peut supposer avec Metchnikoff et Soudakewitsch qu'il s'agit plutôt de parasites animaux (protozoaires), pour lesquels la quinine est un poison ». Son expérience personnelle l'amenait à dire « qu'à côté des sérums et des liquides anticancéreux de composition plus ou moins complexe, nous pouvons, dans certains cas de tumeurs malignes, surtout inopérables ou récidivantes, recourir à un médicament dont nous connaissons depuis longtemps la composition chimique et le mode d'emploi, et qui, administré par la bouche ou par la voie hypodermique, peut rendre, comme l'a montré Jaboulay, et comme j'ai essayé de vous le prouver moi-même, les plus précieux services ». Il s'agit en l'espèce non de guérison, mais d'une amélioration fréquente de l'état général, d'une diminution sensible des douleurs, des ulcérations, du suintement des bourgeons, d'un retard parfois appréciable de l'évolution morbide.

Tout palliatif qu'il soit, le procédé n'est pas à dédaigner dans une maladie où notre impuissance est si notoire ; mais il est bien entendu qu'il doit être réservé aux cancers inopérables, ou doit être institué après l'opération, pour rendre moins probables les chances de récidive.

## COMMENT IL FAUT ADMINISTRER LA QUININE ?

### *Histoire de la quinine.*

L'histoire pharmaceutique de la quinine est assez intéressante pour mériter d'être rappelée en quelques lignes. Il semble que dans l'Amérique du Sud l'usage du quinquina dans les fièvres paludéennes fût très antérieur à la découverte du Nouveau-Monde, et que l'empirisme eût fait dès longtemps reconnaître l'existence de fièvres guérissables par l'écorce du tronc et des rameaux de certaines rubiacées originaires du Pérou. En 1640, la femme du vice-roi du

Pérou, comtesse d'El Cinchon, doit au quinquina la guérison d'un accès de fièvre pernicieuse, et fait connaître en Europe la poudre de quinquina qui prend le nom de *poudre de la Comtesse*. Les jésuites contribuent beaucoup à la diffusion dans le monde du nouveau remède que le cardinal de Lugo apporte en France ; il y fait fureur sous le nom de *poudre des Jésuites*, ce qui lui vaut d'ailleurs l'inimitié passionnée des protestants. Peu après Louis XIV, guéri d'une fièvre intermittente, achète à l'anglais Talbot le secret de son remède, que l'on baptise *remède anglais*. Sydenham et Torti étudient la nouvelle drogue, en décrivent les propriétés, en précisent les indications et le mode d'emploi. On emploie couramment la poudre de quinquina jusqu'en 1820, époque célèbre dans l'histoire pharmacologique, car elle est marquée par l'isolement des alcaloïdes actifs de la poudre de quinquina par Pelletier et Caventou. Depuis cette époque, les sels de quinine ont à peu près complètement remplacé la poudre de quinquina dans le traitement du paludisme et des affections pyrétiques, la poudre n'étant plus guère employée que dans un but apéritif ou astringent, en particulier sous forme de macération dans du vin. Nous croyons avec Fonssagrives et Pouchet que ce quasi-abandon des préparations de quinquina constitue une véritable injustice thérapeutique.

### Choix d'un sel de quinine.

*A quel sel de quinine doit-on donner la préférence ?* La question a été traitée des plus complètement par une commission nommée à l'occasion de l'expédition de Madagascar, et composée de MM. Adrian, Bardet, Berlioz, Boymond et Patein.

La conclusion a été des plus formelles : *la préférence doit être donnée au chlorhydrate neutre, qui présente à la fois la plus grande solubilité et la plus grande teneur en quinine.* Nous voyons en effet que le chlorhydrate neutre contient 81 p. 100 de son poids de quinine, et qu'il est soluble dans

0,6 parties d'eau, ou qu'en d'autres termes 1 centimètre cube d'eau dissout près de 2 grammes de ce sel. Le sulfate basique, le plus communément employé, renferme seulement 74 p. 100 de son poids de quinine, et il n'est soluble que dans 58 p. 100 d'eau, c'est-à-dire pratiquement insoluble.

*Au moment des accès*, il faut donc absolument donner la préférence au *chlorhydrate neutre de quinine*, ou en tout cas à un sel neutre, ceux-ci étant beaucoup plus solubles et partant plus rapidement absorbables que les sels basiques. *Quand il s'agit d'employer la quinine à titre prophylactique*, la rapidité d'absorption ayant moins d'importance, la solubilité est moins capitale et *on peut choisir dans ce cas un sel basique.*

Pour donner une idée de la différence de solubilité des sels neutres et des sels basiques, nous rappellerons que la solubilité du sulfate basique est 1/58, celle du sulfate neutre 1/11 ; la solubilité du chlorhydrate basique 1/23, celle du chlorhydrate neutre 1/0,6. Ici on sera guidé surtout par la richesse respective des différents sels en quinine ; en les classant par ordre de richesse décroissante ou à la série : chlorhydrate, bromhydrate, sulfate. C'est donc encore au chlorhydrate qu'on donnera la préférence.

Il faut savoir aussi que la différence de prix du sulfate et du chlorhydrate de quinine est assez sensible pour pouvoir craindre la substitution du sulfate au chlorhydrate par des pharmaciens peu scrupuleux. L'étude de la solubilité dépistera facilement la fraude.

Dans la pratique, le chlorhydrate peut être considéré comme deux fois plus actif que le sulfate.

### *Forme pharmaceutique à employer*

*Quelle est la forme pharmaceutique sous laquelle il convient de l'administrer ?*

Quoique le rapport de la commission sus-indiquée ait eu

surtout en vue l'étude des différentes préparations à base de quinine destinées à un corps expéditionnaire, il serait à citer dans son intégralité tant il est net, précis, formel.

Les conditions particulières recherchées par la commission étaient les suivantes : *a*) absence de saveur et administration facile ; *b*) dosage garanti ; *c*) facilité de transport ; *d*) conservation certaine du médicament, et contrôle facile de sa quantité. Ces conditions sont, en somme, celles que nous devons toujours considérer comme réalisant l'idéal pharmacologique, savoir : un produit toujours identique à lui-même, d'une richesse constante en principe actif, et par conséquent d'une action rigoureusement mesurable.

Examinées à ce point de vue, les diverses préparations ont été ainsi appréciées :

Dans l'état actuel de l'industrie, *il faut absolument rejeter les comprimés* de chlorhydrate de quinine dont la solubilité et l'absorption ne sauraient être garanties.

Les *capsules* ou *perles* dans lesquelles la quinine est enfermée dans des enveloppes gélatineuses donnent d'excellents résultats. Au bout de quelques minutes d'immersion dans l'eau froide elles s'ouvrent, mettant à nu le sel quinique dont la solution s'effectue peu à peu.

Les *cachets* bien préparés présentent les mêmes avantages ; c'est la forme la plus recommandable dans la pratique ordinaire.

La *forme pilulaire* a donné aussi d'excellents résultats. « Des pilules de sulfate de quinine argentées et préparées depuis une année, c'est-à-dire dans les conditions réputées les plus défavorables, se sont dissoutes rapidement dans l'eau froide acidulée par l'acide chlorhydrique, ainsi que dans l'estomac des lapins auxquels on les avait fait avaler... Quand elles sont préparées convenablement avec un excipient dont la solubilité ne se modifie pas, sucre de lait et gomme arabique en quantité strictement suffisante, il n'y a aucune raison plausible pour que des pilules ne se dissolvent pas intégralement quand elles sont en contact avec un liquide aqueux. »

Nous avons rapporté ces conclusions parce qu'elles sont suggestives au point de vue d'une saine appréciation de la forme pilulaire, si critiquée par ailleurs ; mais, dans les conditions ordinaires de la pratique médicale civile, *nous donnerons la préférence aux cachets ou aux perles à enveloppe gélatineuse.*

Dans la pratique coloniale, *on est quelquefois obligé* par la force des choses *à la donner en poudre ou en solution, malgré son amertume.* On peut à la rigueur, comme dans la médecine infantile, essayer d'en masquer l'amertume en l'enrobant dans de la confiture, du miel, de la pomme cuite ; en l'administrant dans du sirop d'écorces d'oranges amères, de la glycérine ou dans une potion avec de l'extrait de réglisse ou du café.

| | | |
|---|---|---|
| 1° | Bichlorhydrate de quinine . . . . . . | 0 gr. 30 |
| | Extrait de réglisse. . . . . . . . . . . | 3 grammes |
| | Eau distillée . . . . . . . . . . . . | 20 » |
| 2° | Bichlorhydrate de quinine . . . . . . | 0 gr. 30 |
| | Glycérine. . . . . . . . . . . . . . } | ââ 20 grammes |
| | Sirop tartrique . . . . . . . . . . } | |
| | Eau . . . . . . . . . . . . . . . . . | 40 » |

La potion suivante masque assez heureusement la saveur amère de la quinine.

| | |
|---|---|
| Bichlorhydrate de quinine . . . . . . | 0 gr. 50 |
| Extrait de quinquina. . . . . . . . . | 4 grammes |
| Eau de Rabel . . . . . . . . . . . . | II goutte |
| Sirop de punch . . . . . . . . . . . | 30 grammes |
| Eau distillée . . . . . . . . . . . . | 90 » |

Lauder Brunton raconte qu'aux Indes dans beaucoup d'habitations, se trouve sur le buffet un grand bocal rempli de quinine, où tout le monde puise par cuiller à thé, jette sur de l'eau ou du lait et absorbe pendant qu'il surnage. Ce même auteur conseille, en cas d'urgence, de donner la quinine en poudre dans une quantité appréciable d'eau acidulée qui en empêche la précipitation par la salive alcaline ; elle ne laisse alors qu'un arrière-goût douceâtre, plutôt agréable, au lieu de la saveur amère qu'elle laisse autrement si on ne l'administre qu'avec une petite quantité d'eau.

D'ailleurs, *quelle que soit la forme sous laquelle on l'administre, il y a intérêt à la faire prendre avec une boisson acidulée*, limonade, citronnade, voire solution chlorhydrique, et la raison en est simple : les sels basiques étant incomparablement moins solubles que les sels neutres, la solubilité sera sensiblement diminuée dans les milieux alcalins ou peu acides, considérablement augmentée dans les milieux acides. Le fait est surtout à retenir quand on administre des sels comme le sulfate, très peu soluble, car la quinine trouve alors rarement dans le suc gastrique stomacal assez d'acide pour se dissoudre : une bonne partie du sel passe dans l'intestin où, rencontrant un milieu alcalin, elle ne peut se dissoudre, en sorte qu'elle traverse le corps et est éliminée dans les selles sans avoir été absorbée. Lauder Brunton estime que 0 gr. 50, dissous dans une quantité suffisante d'eau acidulée, a un effet plus marqué que 1 gr. 50 sans acide. C'est en se basant sur ces considérations que Lindewurm a formulé sa solution :

| | |
|---|---|
| Chlorhydrate de quinine . . . . . . } | ââ 1 gramme |
| Acide chlorhydrique. . . . . . . . . } | |
| Eau distillée . . . . . . . . . . . . . | 25 » |

A prendre en une fois dans l'eau additionnée au besoin d'un peu de vin blanc.

Une autre circonstance susceptible de jouer un rôle important dans l'absorption des sels de quinine est l'état des voies digestives. L'*embarras gastrique, la congestion du foie diminuent considérablement la puissance d'absorption de la muqueuse digestive* d'où l'indication formelle de dégager d'abord le foie et le tube digestif par le calomel ou un purgatif salin énergique. L'indication est surtout pressante dans la malaria où la congestion hépatique est presque constante.

Quand on se trouve en présence d'accidents graves du paludisme, il faut savoir agir vite et fort, et, dans ce cas, la *voie hypodermique* est indiquée.

Les raisons qui plaident en faveur de l'emploi du *chlorhydrate neutre* (teneur en quinine 81 p. 100, solubilité très grande dans l'eau, qui en dissout plus que son poids) ont ici encore plus de force.

On pourra formuler :

| | |
|---|---|
| Chlorhydrate neutre de quinine. . . . | 5 grammes |
| Eau distillée q. s. pour. . . . . . . . | 10 cent. cubes |

Un centimètre cube renferme 0 gr. 50 de quinine.

Laveran a préconisé le *chlorhydrate basique*, et, comme sa solubilité dans l'eau pure est 1/20, il a tourné la difficulté d'obtenir une solution suffisamment concentrée, en se basant sur ce fait que l'adjonction d'antipyrine en accroît de telle façon la solubilité, qu'un gramme de chlorhydrate basique (monochlorhydrate) auquel on ajoute 0 gr. 50 d'antipyrine se dissout dans 2 grammes d'eau distillée. Il a donc proposé la formule :

| | |
|---|---|
| Chlorhydrate basique de quinine . . . | 3 grammes |
| Analgésine . . . . . . . . . . . . . | 2 » |
| Eau distillée . . . . . . . . . . . . | 6 » |

Nous croyons utile de la modifier ainsi :

| | |
|---|---|
| Chlorhydrate basique de quinine . . . | 3 grammes |
| Analgésine . . . . . . . . . . . . . | 2 » |
| Eau distillée q. s. pour. . . . . . . . | 10 cent. cubes |

Un centimètre cube renfermerait exactement 0 gr. 30 de quinine.

Le même auteur a proposé la formule suivante :

| | |
|---|---|
| Chlorhydrate basique de quinine . . } Solution chlorhydrique de densité 1045 } | ââ 5 grammes |
| Eau distillée . . . . . . . . . . . . | 10 » |

Mais elle est plus douloureuse que les précédentes.

Les autres sels ne doivent être acceptés que comme pis-aller : le sulfate a des propriétés corrosives très marquées; le bromhydrate est moins soluble que le chlorhydrate, et a une teneur plus faible en quinine, le sulfovinate est trop instable.

On n'emploiera que des solutions fraîches, — les solutions anciennes étant altérées par des végétations microscopiques, — et peu concentrées, les solutions trop concentrées pouvant donner lieu à la précipitation du sel dans le tissu cellulaire sous-cutané.

On ne négligera aucune précaution antiseptique : stérilisation de la solution, de la seringue, du lieu d'injection.

On choisira comme lieux d'élection les parties du corps où la peau est doublée d'un panicule adipeux épais : face externe de la cuisse, fesse, face antérieure du thorax, etc., et on fera l'injection dans les parties profondes du tissu cellulaire sous-cutané.

Malgré toutes ces précautions, il faut bien savoir qu'entre les mains les plus expérimentées les injections de sel de quinine chez les malades affaiblis, anémiés, asthéniés, cachectiques, et c'est généralement chez les malades de ce genre que l'injection est indiquée, ont donné lieu à des escarres, à des abcès. C'est une éventualité toujours à prévoir, et un procès récent (hôpitaux de Nantes) vient de nous la rappeler.

Baccelli a proposé la formule suivante pour *injections intraveineuses* :

| | |
|---|---|
| Chlorhydrate de quinine . . . . . . . | 0 gr. 75 |
| Chlorure de sodium . . . . . . . . . . | 1 gramme |
| Eau distillée . . . . . . . . . . . . . | 10 » |

Dans les cas où l'administration par voie buccale est impossible ou très difficile, comme chez les enfants, et que la voie hypodermique n'a pas d'indication formelle, on pourra adopter la *voie rectale*.

On pourra prescrire *un lavement* que l'enfant gardera :

| | |
|---|---|
| Laudanum de Sydenham . . . . . . . . | I goutte |
| Chlorhydrate neutre de quinine. . . . | 0 gr. 20 |
| Infusion de camomille tiède. . . . . . | 100 grammes |

On le fera précéder d'un grand lavement évacuateur.

Mais le *suppositoire* est préférable : Ce mode d'administration est vivement combattu par M. Pouchet, il ne semble cependant pas douteux qu'il rende des services appréciables en médecine infantile.

| | |
|---|---|
| Chlorhydrate neutre de quinine. . . . | 0 gr. 20 |
| Beurre de cacao. . . . . . . . . . . . | 1 à 2 grammes |

F. S. pour un suppositoire.

### *Absorption et élimination.*

L'*absorption* est assez rapide, ainsi que le démontre la recherche de la quinine dans l'urine, recherche facile au moyen du réactif iodo-ioduré de Bouchardat (iode 15 grammes, iodure de potassium 4 grammes, eau 300 grammes) qui, dans les urines renfermant de la quinine, détermine la formation d'un précipité jaune-marron (orangé) d'iodhydrate de quinine.

Cette réaction se produit dans les urines treize minutes après l'injection sous-cutanée, quinze minutes après l'absorption buccale, vingt minutes après l'administration rectale. La puissance comparative des différentes voies d'administration est donc bien moins déterminée par la rapidité de l'absorption, que par la quantité de quinine absorbée.

Dans tous les cas, l'*élimination* est totale en quarante-huit heures.

### *Posologie.*

On admet classiquement que la dose moyenne quotidienne est de 10 centigrammes de sulfate de quinine par année d'âge jusqu'à quatre ans, soit 0 gr. 10 jusqu'à un an, 0 gr. 20 de un à deux ans, 0 gr. 30 de deux à trois ans, 0 gr. 40 de trois à quatre ans.

Chez l'adulte, on tiendra 1 gramme de sulfate de quinine pour une bonne dose moyenne, qu'on ne dépassera qu'exceptionnellement, seulement en cas d'urgence, et chez les individus dont on aura eu antérieurement l'occasion d'apprécier la tolérance à la quinine.

On se rappellera, comme nous l'avons dit précédemment, qu'une dose de sulfate de quinine est sensiblement équivalente en clinique thérapeutique à une dose de bichlorhydrate moitié moindre.

## QUELS ACCIDENTS PEUT PROVOQUER LA QUININE ?

L'administration de la quinine n'est pas sans provoquer parfois chez le patient quelques phénomènes désagréables qu'il faut connaître. Le plus fréquent est un *bourdonnement d'oreilles*, rappelant un peu le tintement des cloches et s'accompagnant presque toujours de *dureté de l'ouïe* et de *lourdeur de tête*, tous phénomènes qui paraissent en rapport avec un certain degré de congestion encéphalique d'ailleurs temporaire, en sorte qu'ils disparaissent au bout de quelques heures sans laisser d'ordinaire aucune trace. Il semble même que ces phénomènes soient tout à fait normaux, et qu'ils puissent en une certaine mesure servir de contrôle. Quand ils manqueront, on devra rechercher avec soin : 1° si le malade a bien absorbé la dose prescrite ; 2° si le produit fourni était le sel de quinine demandé ; 3° si la dose a été prise dans les conditions recommandées (avec une certaine quantité de boisson acidulée).

Par leur acuité les phénomènes auriculaires peuvent devenir anormaux ; c'est ainsi que l'on peut constater l'existence de *vertiges* d'une grande intensité, comparables à ceux de la maladie de Ménière. Il faudra rechercher si la dose donnée a été trop forte ; dans le cas contraire on devra examiner avec soin l'oreille interne, car, pour Lermoyez, « tout dépend de l'état du labyrinthe, et s'il y a la moindre lésion labyrinthique, la moindre dose médicamenteuse suffit à produire des accidents vertigineux ».

Un autre phénomène fréquent, quoique peu signalé par les classiques, est *l'irritation de la vessie*, caractérisée par de la pollakiurie. Elle se manifeste avec une acuité particulière chez les personnes à vessie irritable, tels les vieillards.

On a dit que la quinine provoquait des *contractions utérines* et l'expulsion du fœtus chez les femmes enceintes ; nous avons vu précédemment ce qu'il en fallait croire.

Parfois l'intolérance stomacale se manifeste par des *vomissements*.

Plus exceptionnellement, on constate, au moment de l'élimination, des *phénomenes cutanés* caractérisés par des démangeaisons parfois intolérables, voire des éruptions : érythèmes, papules, urticaire, etc. Mais ici nous entrons dans le domaine de l'IDIOSYNCRASIE dont il nous reste à dire quelques mots.

Chez certains individus, les doses les plus minimes de quinine suffisent à provoquer des accidents véritables dont les plus fréquents sont les *accidents cutanés*, qui prennent souvent l'aspect d'une éruption morbilliforme prurigineuse, ou d'une dermatite exfoliatrice aiguë scarlatiniforme, parfois hémorragique.

Chez d'autres on constate, indépendamment des phénomènes précédents, de la *faiblesse générale* pouvant aller jusqu'à la paraplégie, de l'obnubilation des sens, de l'anxiété précordiale avec fréquence et petitesse du pouls.

Enfin, dans des cas encore plus graves, on a constaté un *collapsus profond*, quelquefois précédé de convulsions avec inertie, insensibilité, refroidissement des extrémités avec température normale, cyanose des lèvres, accélération du pouls (100-120), suppression temporaire de la sécrétion urinaire. Mais, pour Guinon, les deux phénomènes les plus caractéristiques, et les plus constants sont : la *surdité d'emblée* complète, absolue, s'établissant en quelques heures ; la *cécité absolue* avec suppression de la réaction pupillaire d'accommodation à la lumière due à l'action toxique sur les cellules ganglionnaires. La durée moyenne de ces accidents est une quinzaine de jours.

Généralement, ces accidents se dissipent sous l'influence d'une médication symptomatique : évacuants, stimulants (caféine, etc.), diurétiques.

## LES ASSOCIATIONS QUINIQUES

La quinine a une action si nettement caractérisée, dans la plupart des cas, que nous dirions volontiers d'elle ce que nous avons dit de la digitale, savoir que la *quinine* « *doit* « *être prescrite seule* et qu'il convient de faire cesser toute « autre médication pendant son administration » ; mais comme pour la digitale aussi nous dirons « que la *règle sus-* « *énoncée comporte quelques amendements*, et que quelques « associations quiniques d'ailleurs rares ont pour elles la « sanction de la clinique et de l'expérimentation. »

### *Quinine-antipyrine.*

C'est ainsi que l'*association de la quinine et de l'antipyrine* est recommandable, à plus d'un titre :

1° *Elle augmente de façon considérable la solubilité des sels de quinine* ; de ce fait elle en rend l'absorption plus certaine et permet d'autre part la préparation de solutions suffisamment concentrées pour l'administration hypodermique. La solubilité du chlorhydrate basique de quinine est 1/23 ; nous avons indiqué précédemment que l'association d'analgésine avait permis à Laveran de formuler :

| | |
|---|---|
| Chlorhydrate basique de quinine . . . | 3 grammes |
| Analgésine . . . . . . . . . . . . . . | 2 » |
| Eau distillée . . . . . . . . . . . . | 6 » |

2° Le *pouvoir analgésique si remarquable de l'antipyrine* rend la piqûre précédente moins douloureuse ; elle exerce une action analgésique, antinévralgique générale qui, associée à l'action antithermique de la quinine, qu'elle partage et renforce, en fait une association précieuse dans les cas de fièvre avec névralgies, céphalalgie, etc.

3° A faible dose *l'antipyrine diminue l'excitabilité réflexe du système nerveux* et exerce une action élective sur les centres supérieurs bulbo-protubérantiels et encéphaliques de la sensibilité. La quinine n'a pas un effet hypnotique bien marqué même chez le fébricitant ; l'antipyrine et la phénacétine, au contraire, produisent quelquefois cet effet par le mécanisme précédemment rappelé. Il y aura donc utilité, dans l'insomnie si fréquente des fébricitants, à réaliser l'association quinine-antipyrine.

*Les formes de choix* (à cause de l'amertume si prononcée de la quinine) sont : le cachet, le lavement et le suppositoire. On pourra d'ailleurs combiner dans la formule des substances voisines de l'antipyrine, telles l'exalgine et la phénacétine qui en renforcent l'action.

Nous prescrivons volontiers chez les *fébricitants névralgiques avec perte de sommeil* les cachets suivants :

| | |
|---|---|
| Exalgine . . . . . . . . . . . . . . | 0 gr. 10 |
| Phénacétine. . . . . . . . . . . . . | 0 gr. 20 |
| Antipyrine . . . . . . . . . . . . . | 0 gr. 30 |
| Bromhydrate de quinine . . . . . . . | 0 gr. 40 |

Pour un cachet à prendre à 3 heures de l'après-midi, avec une tasse d'infusion chaude.

S'il y a ou si l'on craint l'intolérance stomacale, on pourra prescrire :

| | |
|---|---|
| Bromhydrate de quinine . . . . . . . . | 0 gr. 40 |
| Antipyrine . . . . . . . . . . . . . . | 1 gramme |
| Eau de tilleul tiède . . . . . . . . . | 150 » |

Pour un lavement à donner en une fois.

ou

| | |
|---|---|
| Phénacétine. . . . . . . . . . . . . . | 0 gr. 10 |
| Antipyrine . . . . . . . . . . . . . . | 0 gr. 20 |
| Bromhydrate de quinine . . . . . . . . | 0 gr. 30 |
| Beurre de cacao. . . . . . . . . . . . | 3 grammes |

Pour un suppositoire.

### *Opium-quinine.*

Dans les *névralgies rebelles*, l'*association opium-quinine* fera souvent merveille, on formulera :

| | |
|---|---|
| Extrait thébaïque . . . . . . . . . . | 0 gr. 025 milligr. |
| Bromhydrate de quinine . . . . . . . . | 0 gr. 25 centigr. |

F. s. a. pour une pilule ou un cachet ; en prendre quatre par jour, soit une toutes les trois heures.

Dans les mêmes cas on pourrait l'associer à l'*aconitine*.

| | |
|---|---|
| Aconitine cristallisée. . . . . . . . . | 1/10 de miligr. |
| Bromhydrate de quinine . . . . . . . . | 0 gr. 25 centigr. |

F. s. a. pour une pilule ; quatre par jour à trois heures d'intervalle.

### *Associations correctives.*

Nous avons déjà dit que la saveur particulièrement amère de la quinine en rendait difficile l'administration en potion, surtout chez les enfants. On pourra cependant essayer les *formules correctives* suivantes préconisées par Comby :

| | | |
|---|---|---|
| 1° | Bichlorhydrate de quinine . . . . . . | 0 gr. 30 |
| | Extrait de réglisse. . . . . . . . . . | 5 grammes |
| | Sirop de fleurs d'oranger. . . . . . . | 20 » |
| | Eau distillée . . . . . . . . . . . . | 40 » |

A prendre en deux ou trois gorgées.

ou

| | | |
|---|---|---|
| 2° | Chlorhydrate de quinine. . . . . . . | 2 grammes |
| | Santonine. . . . . . . . . . . . . . . | 0 gr. 30 |
| | Teinture d'oranges amères. . . . . . | 5 grammes |
| | Sirop simple . . . . . . . . . . . . | 60 » |

Une cuiller à dessert contient environ 0 gr. 30 de sel de quinine;

ou la suivante de Concetti.

| | |
|---|---|
| Chlorhydrate de quinine . . . . . . . | 1 gramme |
| Santonine. . . . . . . . . . . . . . . | 0 gr. 30 |
| Sirop de café . . . . . . . . . . . . | 20 grammes |
| Eau d'anis . . . . . . . . . . . . . . | 10 » |

Une cuiller à café contient 0 gr. 15.

### *Médications adjuvantes.*

Mentionnons pour finir les *médications adjuvantes* possibles par exemple dans la *fièvre paludéenne*. Dans les *accès algides*, l'éther, l'acétate d'ammoniaque, les stimulants diffusibles, les boissons chaudes seront formellement indiquées; dans les *accès comateux*, les émissions sanguines locales, les révulsifs ; dans les *accès délirants*, le chloral ; dans la *fièvre bilieuse palustre*, l'ipéca et le calomel ; dans les *périodes non fébriles* de la maladie, la médication tonique, arsenic et fer, est des plus recommandables.

Rappelons enfin que, comme tous les alcaloïdes, la quinine ne peut être prescrite avec du tannin qui la précipite de ses solutions ; on ne sera pas tenté par conséquent, comme nous l'avons vu faire, de choisir comme véhicule à la quinine le sirop iodotannique.

# SALICYLATES

## QUAND ET POURQUOI ON DOIT ADMINISTRER LE SALICYLATE DE SOUDE

On peut schématiquement distinguer trois grandes indications thérapeutiques au salicylate de soude :

La première est tirée de l'*action quasi spécifique* du salicylate de soude dans le *rhumatisme articulaire aigu.*

La deuxième est basée sur l'*action antithermique et éliminatrice* (dissolvante de l'acide urique). Elle amène à l'employer dans un certain nombre de *maladies infectieuses aiguës* et de maladies dites de la nutrition, dans la *diathèse urique* en particulier.

La troisième est une conséquence de son *action cholagogue* qui en fait *un des meilleurs modificateurs de la sécrétion biliaire.*

### *Le salicylate de soude dans le rhumatisme articulaire aigu.*

Nous ne voulons que mentionner les théories qui ont eu et qui ont encore cours pour expliquer le mode d'action du salicylate dans le *rhumatisme articulaire aigu* : 1° le salicylate agit par ses propriétés analgésiantes ; 2° vaso-dilatateur général, il atténue de ce fait les fluxions rhumatismales ; 3° antipyrétique, il modère les centres calorigènes ; 4° diurétique, il favorise l'excrétion de l'acide urique ; 5° les effets curatifs sont la conséquence de son action antiseptique s'exerçant sur certains microbes.

Cette dernière explication, qui fait du salicylate de soude un véritable spécifique, est probablement la bonne, car, comme le fait remarquer si justement M. Barth, « il n'est guère anesthésique en dehors des affections rhumatismales, il ne semble pas vaso-constricteur, son action antipyrétique n'est supérieure à celle de la quinine que dans le rhumatisme ; son action éliminatrice paraît aussi insuffisante à invoquer, car il ne semble pas capable de détruire l'acide lactique ou les corps analogues fabriqués pendant le rhumatisme ».

Son action est si certaine, dans le cas de rhumastisme articulaire aigu vrai, qu'en présence d'un insuccès il faudra toujours se demander : 1° le pharmacien a-t-il vraiment fourni du salicylate de soude ? 2° le malade a-t-il pris la potion prescrite ? 3° la dose prescrite est-elle suffisante ? Et dans l'affirmative il y aura lieu de penser qu'il s'agissait d'un faux rhumatisme, le plus souvent pseudo-infectieux, blennorragique par exemple, ou d'une arthrite subaiguë d'origine goutteuse et d'agir en conséquence.

### *Action éliminatrice du salicylate de soude.*

Germain Sée avait dès le début de ses observations insisté sur l'*action éliminatrice* du salicylate de soude, dans la goutte en particulier ; il avait indiqué la stimulation éliminatrice relative à l'acide urique et la formation d'acide salicylurique très soluble aux dépens du glycocolle de l'organisme.

Les recherches urologiques de M. Albert Robin ont vérifié cette action et ont élargi la formule précédente en faisant du salicylate de soude un *solubilisant des résidus organiques*, des éléments azotés en particulier, avec lesquels il se combine pour former de l'acide salicylurique très soluble et, partant, d'une élimination beaucoup plus facile.

Cette propriété amène à employer le salicylate de soude

dans deux conditions assez différentes, mais ayant ce point commun de la rétention dans l'organisme de déchets azotés en excès, savoir : *la fièvre typhoïde*, dans laquelle il ne devra être employé qu'à faibles doses à cause de son action dépressive sur le cœur ; la *gravelle urique* et la *goutte chronique*, dans lesquelles il augmente l'élimination de l'acide urique, facilite l'élimination du sable urique, calme les douleurs néphrétiques, active la résorption des produits uratiques et assouplit les raideurs articulaires. Il est très inférieur au colchique dans la goutte aiguë.

### *Le salicylate de soude, médicament hépatique.*

Le salicylate de soude est de plus en plus considéré comme le médicament hépatique le plus actif, le médicament de la *défaillance du foie.*

Il provoque et réalise la vitesse maxima d'écoulement dans les voies biliaires, il s'élimine par la bile, il la liquéfie, la fluidifie, en augmente la quantité : il est le *médicament cholagogue* par excellence. De ce fait il rétablit parfois la perméabilité biliaire supprimée. Les auteurs sont d'accord pour reconnaître que cette action ne s'exerce que pendant les quelques heures (quatre ou cinq) qui suivent son absorption, d'où le précepte d'en répartir l'administration en des doses fractionnées, toutes les trois ou quatre heures.

M. Chauffard vient tout récemment encore de rappeler le traitement de la lithiase biliaire, tel qu'il le conçoit en particulier dans les cas de colique hépatique à répétition, et il peut se résumer à peu près ainsi : 1° régime lacté, puis régime lacto-végétarien, puis régime mixte faiblement carné ; 2° 1 gr. 50 de salicylate et de benzoate de soude pris quotidiennement en trois fois ; 3° deux perles d'huile de Haarlem par semaine ; 4° bains alcalins et frictions sèches.

Outre son action cholagogue, il exercerait une *action antiseptique*. *In vitro* il retarde ou empêche la plupart des cultures microbiennes sur gélatine ; introduit dans l'estomac d'un animal il rend sa bile au moins momentanément aseptique. Mais des expériences de M. Linossier il semble résulter que la dose maxima éliminée par la bile est vingt-cinq fois plus faible que celle nécessaire *in vitro* pour entraver notablement la putréfaction de la bile, ce qui tendrait à lui enlever toute action antiseptique directe importante.

Quoi qu'il en soit, de ces actions diverses résulte une action défensive empêchante ou atténuante de l'invasion microbienne primitive ou secondaire des voies biliaires. C'est le meilleur préventif des *angiocholites* et des *ictères infectieux*.

## COMMENT IL FAUT PRESCRIRE LE SALICYLATE

### *Histoire des salicylates.*

Il est impossible d'assigner une date même approximative à l'emploi empirique de l'*écorce de saule* dans les fièvres intermittentes et les rhumatismes ; il semblait en tout cas courant à l'époque de Galien. Mac Lagan en 1871 y substitua la *salicine*, glucoside extrait de l'écorce de saule.

Busser et Reiss, en 1875, vantèrent l'emploi de l'*acide salicylique* comme antithermique dans la fièvre typhoïde, et dès 1876 Stricker montra nettement l'action quasi-spécifique rapide de cette substance dans le rhumatisme articulaire aigu.

Sénator donna la préférence au *salicylate de soude* dont l'action est identique à celle de l'acide salicylique, quoiqu'il nécessite des doses doubles, mais qui est plus soluble et moins irritant. Germain Sée énonça en 1877, à l'Académie de médecine, les règles de l'administration méthodique du salycilate de soude ; appuyé par Dujardin-Baumetz, Jaccoud et

Lépine il conquit le droit de cité au nouveau médicament dont l'introduction avait rencontré les plus vives résistances, en particulier de la part de Bouillaud.

Le *salicylate de méthyle* constitue les 9/10^e^ de l'essence de Wintergreen ou huile de Gaulterie. Sénator et Rosbach avaient déjà reconnu qu'il partage les propriétés antirhumatismales du salicylate de soude. Linossier et Launois en 1896, puis Combemale, Lemoine, Siredey, reconnurent que le salicylate de méthyle appliqué sur la peau est facilement absorbé, passe dans l'urine, exerce une action analgésique locale et une action antithermique comparables à celles du salicylate de soude.

### *Propriétés physiques et chimiques des salicylates.*

Le *salicylate de soude* se présente sous forme de poudre blanche, soyeuse, savonneuse au toucher ; sa saveur est douceâtre. Sa solubilité dans l'eau est d'environ 1/10, dans l'alcool 1/16. *Quelques gouttes de perchlorure de fer ajoutées à sa solution donnent une coloration violette.* Ce sont des propriétés qu'il faut bien connaître pour pouvoir facilement dépister, le cas échéant, des fraudes causes de bien des déboires thérapeutiques.

Le *salicylate de méthyle* est un liquide incolore, d'odeur *sui generis* très pénétrante et très persistante qu'on a comparée à celle de la jacinthe, elle est en tout cas très révélatrice, et ce n'est pas un des moindres inconvénients de cette substance. Il est peu soluble dans l'eau, un peu plus dans l'alcool. On l'emploie presque exclusivement en applications externes.

Après ingestion par voie stomacale, du salicylate de soude, on constate son élimination sous forme d'acide salicylique par l'urine (63 p. 100), par la salive, la sueur, le mucus. L'élimination commence quelques minutes après l'ingestion, et peut durer vingt à quarante-huit heures, mais *la presque totalité de la dose est éliminée en deux heures*, d'où le précepte *d'administrer le salicylate de soude par doses fractionnées* réparties de trois heures en trois heures, de façon que l'imprégnation de l'organisme par le salicylate soit en quelque sorte continue.

Il est très important de savoir *rechercher dans l'urine la présence d'acide salicylique*, car, outre que cette recherche permet de dépister les fraudes tant du pharmacien que du malade, elle constitue un moyen appréciable de mesure de la perméabilité rénale par la considération du début de l'élimination et de sa durée. Un procédé élégant est le suivant :

1° Acidifier l'urine avec quelques gouttes d'acide acétique ;

2° Laisser tomber une ou deux gouttes sur du papier à filtrer ;

3° Verser à proximité une goutte de la solution officinale de perchlorure de fer. En cas de présence d'acide salicylique dans l'urine, une forte ligne de démarcation bleue se produit au niveau de la rencontre des deux liquides.

Après l'application cutanée de salicylate de méthyle, l'élimination salicylique urinaire débute au bout d'une demi-heure et atteint son maximum vers la sixième heure ; 80 p. 100 de la dose totale est éliminée dans les vingt-quatre heures. Si l'on compare les doses d'acide salicylique éliminées après badigeonnage au salicylate de méthyle et administration d'une potion au salicylate de soude, on voit que la même dose (2 grammes) est éliminée avec 8 grammes de salicylate de soude et 10 grammes de salicylate de méthyle. C'est à peu près à la même équivalence que conduit l'observation clinique, soit 2 grammes de salicylate de soude = 2 gr. 50 de salicylate de méthyle.

## Administration du salicylate de soude dans le rhumatisme.

Les *règles de l'administration du salicylate de soude dans le rhumatisme articulaire aigu* sont maintenant posées avec la plus grande précision ; on peut les résumer comme suit :

1° Diluer le sel dans une assez grande quantité de liquide, et faire ingérer autant que possible au moment des repas, de façon à éviter l'action irritante sur les parois stomacales ;

2° Fractionner la dose quotidienne en prises réparties toutes les deux ou trois heures, à cause de l'élimination rapide du médicament ;

3° Donner dès le premier jour la dose maxima jugée nécessaire ;

4° Continuer à pleine dose trois jours après la chute complète de la température, diminuer alors graduellement jusqu'au vingtième jour, date après laquelle la guérison pourra être considérée comme définitive s'il n'y a eu aucune recrudescence fébrile.

Jusqu'à huit ans on pourra donner o gr. 40 par année d'âge et par vingt-quatre heures ; 5 grammes paraissent devoir être considérés comme la dose maxima pour un jeune homme ; un adulte vigoureux sans tare viscérale peut absorber de 8 à 10 grammes.

L'action irritante du salicylate de soude sur les parois stomacales rend *peu recommandable l'administration des cachets;* en tout cas il sera utile de l'associer à un alcalin qui neutralise en partie cette action. On pourra alors prescrire :

| | |
|---|---|
| Salicylate de soude . . . . . . . . . . . . . . | o gr. 60 |
| Bicarbonate de soude . . . . . . . . . . . . . | o gr. 40 |

F. s. pour un cachet. — En prendre un toutes les trois heures, avec une tasse de lait ou de tisane.

La *forme pharmaceutique de choix est la potion* dans laquelle on s'efforcera de masquer la saveur nauséeuse de la drogue. On pourra prescrire par exemple :

| | |
|---|---|
| Salicylate de soude . . . . . . . . . . | 12 grammes |
| Rhum vieux. . . . . . . . . . . . . . | 40 » |
| Eau distillée . . . . . . . . . . . . . | āā 100 » |
| Sirop d'écorces d'oranges amères . . | |

A prendre une cuiller à soupe, toutes les trois heures.

On facilitera quelquefois la tolérance en ajoutant à cette formule du bicarbonate de soude (3 à 6 grammes) ou du bromure de potassium (mêmes doses).

Chez les enfants il sera préférable de supprimer l'alcool dans la prescription, et de remplacer le sirop d'écorces d'oranges amères par du sirop de framboises ou de fleurs d'oranger.

| | |
|---|---|
| Salicylate de soude . . . . . . . . . . | 0 gr. 50 par année |
| Sirop de fleurs d'oranger . . . . . . | āā 50 grammes |
| Eau de tilleul. . . . . . . . . . . . . | |

Par cuiller à café toutes les heures,

Le salicylate de soude peut aussi se donner en *lavement* :

| | |
|---|---|
| Salicylate de soude . . . . . . . . . . | 2 grammes |
| Laudanum de Sydenham . . . . . . . . | II gouttes |
| Eau distillée . . . . . . . . . . . . . . | 100 » |

Pour un lavement, à renouveler trois ou quatre fois par jour.

ou en *suppositoire*.

| | |
|---|---|
| Salicylate de soude . . . . . . . . . . | 0 gr. 50 p. année d'âge |
| Beurre de cacao. . . . . . . . . . . . | 4 à 8 grammes |

Pour quatre suppositoires à espacer dans les vingt-quatre heures.

### *Mode d'application du salicylate de méthyle.*

Le *mode d'application du salicylate de méthyle* est des plus simples. Il peut se formuler comme suit : Répandre sur de la gaze, de l'ouate hydrophile ou de la flanelle la quantité de salicylate de méthyle jugée nécessaire (8 à 12 grammes), appliquer sur l'articulation malade, recouvrir de taffetas gommé, fixer avec soin par une bande de flanelle, renouveler au bout de vingt-quatre heures.

C'est une pratique dont l'odeur seule restreint l'usage. Elle peut rendre les plus grands services dans les cas d'intolérance stomacale. On peut d'ailleurs l'employer concurremment avec l'administration stomacale de salicylate de soude ; mais alors il conviendra de tenir compte de l'addition des effets dans la prescription des doses interne et externe.

Si l'odeur était par trop insupportabale on pourrait essayer pour onction les 2 liniments suivants :

| | |
|---|---|
| Acide salicylique . . . . . . . . . . | ââ 10 grammes |
| Essence de térébenthine . . . . . . | |
| Lanoline . . . . . . . . . . . . . . . | |
| Orange. . . . . . . . . . . . . . . . | 80 » |
| | (Bouget) |

ou

| | |
|---|---|
| Chloroforme . . . . . . . . . . . . | ââ 5 grammes |
| Acide salicylique. . . . . . . . . . | |
| Huile de jusquiame . . . . . . . . . | 30 » |
| Lanoline . . . . . . . . . . . . . . | 80 » |
| | (Blache) |

L'*ulmarène* semble avoir les propriétés du salicylate de méthyle sans en avoir l'odeur.

### *Les salicylates dans les affections des voies biliaires, la goutte et la lithiase.*

Dans les *affections des voies biliaires* on prescrira le salicylate de soude à la dose de 2 à 4 grammes par jour et, de 0 gr. 25 à 0 gr. 50 quatre à huit fois par jour.

Dans la *goutte chronique* et la *gravelle urique* il rendra service à la dose de 2 à 3 grammes par jour, quinze à vingt jours par mois, dans l'intervalle des crises.

## ACCIDENTS PROVOQUÉS PAR LES SALICYLATES

L'intolérance est rare, contrairement à ce qu'on a pu croire au début de l'administration des salicylates.

On peut en diviser *cliniquement* les manifestations en *accidents faibles*, relativement fréquents, et *accidents graves*, beaucoup plus rares.

Les *accidents faibles* les plus fréquents consistent en des *troubles gastriques*, sensations de *brûlures stomacales* dues à l'action directe de la drogue sur les parois de l'estomac, *nausées*, tendances au vomissement provenant de la saveur fade et douceâtre du médicament. Ils sont généralement passagers et n'entravent nullement la médication. Si on les appréhende, il pourra être utile d'associer le salicylate de soude au bicarbonate et au bromure. S'ils persistent on pourra essayer de substituer le salicylate de méthyle en badigeonnages.

On peut se trouver aussi en présence de *troubles nerveux* en rapport avec un certain degré de *congestion encéphalique* (bourdonnements d'oreille, surdité passagère, vertige, rougeur de la face, épistaxis). Par leur acuité ou leur continuité ils peuvent constituer une contre-indication formelle à la médication.

A hautes doses le salicylate de soude peut agir comme *stupéfiant du cerveau* et *dépresseur de la circulation cardiaque*, double action d'autant plus marquée que le rein est moins perméable. Il détermine de ce fait des *accidents graves*, nerveux et cardiaques.

En plus des phénomènes nerveux légers susénumérés, on voit alors le visage prendre une expression bizarre, le regard s'égarer, le *délire* s'établir « paisible, puis violent avec impulsion au meurtre et au suicide » (Barth).

Les *accidents cardiaques* sont très graves, manifestés par l'oppression, la pâleur, la fréquence et la petitesse du pouls. La mort a pu survenir par syncope. Il conviendra donc d'être extrêmement prudent dans l'administration de cette drogue quand l'action du cœur sera affaiblie ; il sera sage de lui associer un stimulant cardiaque (caféine, spartéine, etc.) et surtout d'instituer une surveillance rigoureuse.

### *Contre-indications des salicylates.*

De ces accidents possibles découlent un certain nombre de contre-indications que nous distinguerons avec M. Barth en contre-indications absolues et contre-indications relatives.

Pour M. Barth sont *absolues* les contre-indications suivantes : 1° une *vulnérabilité anormale des centres nerveux* (névropathie, grand alcoolisme), car il faut redouter alors le développement des grands accidents cérébraux susdécrits ;

2° Les *affections organiques du cœur*, ou du moins celles qui entraînent des troubles sérieux de l'innervation et de la dynamique cardiaque et qui prédisposent à l'adynamie et à la syncope (aortites ulcéreuses, endocardites végétantes, dégénérescences du myocarde, etc.) ;

3° L'*imperméabilité rénale absolue ou relative* (néphrite scarlatineuse ou interstitielle).

A notre avis ces contre-indications ne sont absolues que dans les cas où les conditions de la pratique médicale rendent impossible une surveillance médicale étroite (j'entends par là la possibilité de voir le malade deux ou trois fois par jour) ; sous une surveillance étroite elles ne sont que relatives comme les suivantes.

Sont *relatives* les contre-indications suivantes :

1° Les *états de grossesse*, à cause de l'état de perméabilité rénale pendant cette période, à cause de l'action possible du salicylate de soude sur les fibres lisses. Nous partageons à cet égard le scepticisme de notre maître, M. Roger, et nous l'avons souvent, comme lui, administré avec ménagement pendant la grossesse sans avoir noté d'incident appréciable ;

2° La *vieillesse*, à cause de la fréquence à cet âge de l'artério-sclérose et des scléroses viscérales, rénales en particulier ;

3° Le *rhumatisme récidivé avec complications viscérales* (péricardite, pleurésie, albuminurie, etc.).

## ASSOCIATIONS DU SALICYLATE

Les associations médicamenteuses du salicylate peuvent avoir pour objectif rationnel ou d'augmenter la tolérance de l'organisme au salicylate et de prévenir les accidents ou d'exercer une action synergique anti-rhumatismale, éliminatrice ou cholagogue.

### *Associations correctives.*

Nous avons vu qu'on pouvait dans une certaine mesure prévenir et neutraliser l'action irritante du salicylate sur les parois stomacales en l'associant au *bicarbonate de soude* qui augmentera d'autre part sa puissance éliminatrice. On pourra prescrire cette association soit en cachets, soit en potion :

| | |
|---|---|
| Salicylate de soude . . . . . . . . . | o gr. 60 |
| Bicarbonate de soude . . . . . . . . | o gr. 40 |

F. s. a. pour un cachet, un toutes les trois heures dans du lait.

ou

| | |
|---|---|
| Salicylate de soude . . . . . . . . . . | 12 grammes |
| Bicarbonate de soude . . . . . . . . . | 6 » |
| Rhum vieux. . . . . . . . . . . . . . | 40 » |
| Eau distillé. . . . . . . . . . . . . . | ââ 100 » |
| Sirop d'écorces d'oranges amères. . . | |

A prendre par cuiller à soupe de trois heures en trois heures.

Si l'on craint les phénomènes de *congestion encéphalique* (bourdonnements d'oreille, surdité passagère, vertiges) qui rendent à certains malades la médication salicylique si pénible et qui ont tant contribué à la mauvaise réputation qu'a dans le public la dite médication, on pourra les prévenir dans une certaine mesure par l'addition de bromure de potassium, on supprimera dans le même but l'alcool dans la formule précédente.

| | |
|---|---|
| Salicylate de soude. . . . . . . . . . | 12 grammes |
| Bromure de potassium. . . . . . . . | 6 » |
| Eau distillée . . . . . . . . . . . . | àà 120 » |
| Sirop d'écorces d'oranges amères. . | |

L'acide salicylique, les salicylates, la phénacétine, l'antipyrine jouissent de la propriété commune de déprimer plus ou moins l'action du cœur; il en est de même des sels de potassium ; et l'on sait que si les salicylates jouissent auprès des médecins d'une réputation incontestable comme antirhumatismaux, ils n'en ont pas moins été accusés, fort injustement à notre avis, de favoriser l'endocardite; c'est en tout état de cause une raison de plus pour nous engager à leur associer un *stimulant cardiaque* chaque fois qu'une raison clinique quelconque nous fait plus particulièrement craindre cette action dépressive. Cette association nous paraît spécialement utile lorsque l'on associe les substances précédentes salicylate et antipyrine, salicylate et bromure dont l'action dépressive cardiaque est synergique ; pour la même raison il sera préférable de substituer au bromure de potassium dans la formule précédente le bromure de sodium à peu près indifférent au point de vue cardiaque, voire le bromure d'ammonium légèremeut stimulant.

On a conseillé dans ce but l'acétate d'ammoniaque, mais nous avons constaté qu'un tel mélange subit assez rapidement une sorte de décomposition qui en rend l'absorption difficile.

La *spartéine* nous a donné de bons résultats.

On pourra formuler :

| | |
|---|---|
| Sulfate de spartéine . . . . . . . . . | 0 gr. 20 à 0 gr. 40 |
| Salicylate de soude . . . . . . . . . | 12 grammes |
| Bromure de sodium . . . . . . . . . . | 4 » |
| Eau distillée . . . . . . . . . . . . | } ââ 120 grammes. |
| Sirop d'écorces d'oranges amères. . | } |

Six cuillers à soupe dans les vingt-quatre heures, de trois heures en trois heures (potion pour deux jours).

Dans certains cas, on pourrait substituer à la spartéine, la digitale ou la caféine.

*Associations synergiques.*

L'action antithermique, analgésique de l'*antipyrine* en fait un adjuvant très rationnel du salicylate dans le *rhumatisme*. En fait les résultats sont des plus favorables et souvent là où le salicylate seul a échoué ou a donné une rémission incomplète la dite association fait merveille. On pourra dans les formules précédentes introduire l'antipyrine soit à parties égales avec le salicylate, soit de préférence à doses moitié moindres ; nous avons dit plus haut qu'il serait alors prudent d'y ajouter un stimulant cardiaque. On se rappellera d'autre part que le mélange de salicylate de soude et d'antipyrine est déliquescent ce qui oblige à rejeter la forme de cachets.

La dite association est d'ailleurs parfaitement réalisée dans la *salipyrine*, combinaison d'antipyrine et d'acide salicylique qui se prescrit à peu près aux mêmes doses que le salicylate soit 0 gr. 20 à 1 gr. 50 par jour et par année d'âge.

| | |
|---|---|
| Salipyrine. . . . . . . . . . . . . . . | 6 grammes |
| Sulfate de spartéine . . . . . . . . . | 0 gr. 05 |
| Glycérine. . . . . . . . . . . . . . . | 20 grammes |
| Sirop de fleurs d'oranger. . . . . . . | 40 » |
| Eau distillée . . . . . . . . . . . . . | 60 » |

A prendre dans les vingt-quatre heures par cuiller à soupe de trois heures en trois heures.

Dans le même but, mais surtout dans les formes traînantes peu fébriles, dans les névralgies rhumatismales on a recommandé le *salophène* (salicylate d'acétyl paramidophénol) qui contient 51 gr. 100 d'acide salicylique et est à l'ordinaire admirablement toléré par l'estomac ; on le prescrira en cachets ou en paquets à prendre dans de l'eau sucrée, du lait, du sirop ; à la dose moyenne de 0 gr. 25 par jour et par année d'âge. L'*aspirine* combinaison d'acide acétique et d'acide salicylique s'emploie aux mêmes doses, dans les mêmes circonstances.

Dans le traitement de la *lithiase urique* les *sels de lithine* jouissent, grâce à Garrod, d'une légitime réputation, car il a démontré que de tous les urates, le plus soluble est celui de lithine ; le *salicylate de lithine* est donc doublement indiqué, et a reçu de la clinique une pleine sanction. On le prescrira au moment des repas à la dose quotidienne de 0 gr. 50 à 0 gr. 60, en paquets à prendre dans un verre de boisson diurétique, eau d'Evian, de Vittel, de Contrexéville.

Mais la toxicité des sels de lithine ne permet pas d'en continuer longtemps l'usage en sorte que bon nombre de cliniciens préconisent, en particulier dans la *lithiase biliaire*, une association de *salicylate et de benzoate de soude*. L'acide benzoïque paraît renforcer de la façon suivante l'action éliminatrice du salicylate de soude : l'acide benzoïque se combinant avec le glycocolle donnerait naissance à de l'acide hippurique beaucoup plus soluble que l'acide urique, ce qui en faciliterait singulièrement l'élimination. Le benzoate de soude *du benjoin* est préférable au sel obtenu par synthèse beaucoup moins bien toléré. On prescrira avec Chauffard.

| | |
|---|---|
| Benzoate de soude au benjoin. . . . . | 10 grammes |
| Salicylate de soude . . . . . . . . . . | 20 » |

Pour 30 cachets en prendre trois par jour au moment des repas.

Le benzoate de soude paraît jouir en plus de propriétés désinfectantes intestinales et vésicales qui en rendent l'usage précieux chez les malades atteints de catarrhe des voies urinaires qui souffrent de la décomposition de l'urine dans la vessie. Le benzoate de soude s'éliminant sous forme d'acide hippurique agit comme antiseptique vésical et ramène à peu près les urines à leur composition normale (Lauder Brunton).

A ce point de vue, comme antiseptique des voies urinaires et du tube digestif, le *salol* jouit d'une réputation justifiée dans le rhumatisme et les infections urinaires, mais il renferme 38 p. 100 de phénol et expose de ce fait aux érythèmes et aux urines noires.

---

# SÉRUM ANTIDIPHTÉRITIQUE

## POURQUOI, QUAND ET COMMENT IL FAUT ADMINISTRER LE SÉRUM ANTIDIPHTÉRITIQUE

Le sérum antidiphtéritique est entré de façon définitive dans la thérapeutique, son efficacité est indiscutable, les résultats qu'il fournit sont incontestablement supérieurs à ceux de toutes les autres méthodes de traitement actuellement connues. Il mérite d'autant plus de prendre place à côté des agents thérapeutiques de la pharmacopée usuelle, qu'il est le type d'une série encore peu nombreuse d'agents thérapeutiques tout à fait modernes, des *sérums antitoxiques*, dont la liste ne pourra que s'allonger avec le temps. Sa connaissance est d'une importance capitale à un double titre, d'abord en ce que c'est un moyen thérapeutique, dont la connaissance est indispensable à la pratique courante, ensuite en ce que le mécanisme de sa production et de son action nous fait saisir un des modes de réaction les plus puissants de l'organisme à l'infection et augmente d'autant notre concept des maladies infectieuses.

### *La toxine diphtéritique.*

*L'existence d'une toxine diphtéritique* sécrétée par le bacille au niveau des fausses membranes et intoxiquant secondairement l'organisme tout entier, avait été soupçonnée dès le moment où l'expérimentation et la clinique avaient démontré la localisation quasi exclusive des bacilles dans les fausses membranes. Les symptômes généraux et le caractère infectieux de la maladie qui dominent en somme l'évolution de la maladie, étaient dès lors supposés dus à une véritable intoxication, hypothèse déjà émise par Bretonneau et Trousseau.

La *démonstration expérimentale de l'existence de cette toxine* suivit de près la découverte et l'isolement du bacille de Klebs-Löffler. Une macération filtrée d'organes d'animaux morts de diphtérie injectée à d'autres animaux, provoque l'éclosion d'accidents généraux et la formation de lésions identiques à celles produites par l'inoculation même du bacille ; il en est de même de l'exsudat pleural des animaux morts de diphtérie. Ces liquides ne renfermant pas de microbes, il en faut donc nécessairement conclure qu'*il existe des toxines dans les humeurs et les organes des animaux diphtéritiques.*

Cette toxine se trouve de même dans les cultures artificielles. Si l'on fait par exemple une culture de bacille très virulent sur un bouillon peptonisé et qu'au bout de 15 jours ou 3 semaines on filtre la culture et qu'on injecte le liquide ainsi aseptisé, on obtient comme précédemment la mort de l'animal avec les mêmes symptômes et les mêmes lésions. Le résultat obtenu est identique avec une culture filtrée ou non filtrée, c est donc bien la toxine qui agit dans ce cas.

Avec cette toxine employée à doses faibles, on peut obtenir comme avec le bacille, M. Roux le montra le premier, des paralysies diphtéritiques chez les animaux en expérience (cobayes, lapins, moutons, chiens), paralysies typiques, ascendantes, progressives, puis régressives et curables. Tous les symptômes, toutes les lésions sont reproduites par la toxine. L'action n'en est pas immédiate, mais nécessite, comme l'inoculation même, un certain temps, une certaine période d'incubation pour se manifester. La toxine n'agit donc pas comme un poison cristallisé. Il est enfin remarquable que certains animaux, tels le rat, et la souris blanche, très réfractaires à l'inoculation, sont de même très résistants à la toxine.

La *préparation de cette toxine diphtéritique* a fait l'objet de nombreux travaux, sa technique a été poussée à un degré de rigueur extrême, il nous paraîtrait déplacé d'y insister ici. Qu'il nous suffise de dire qu'elle se fait par culture du bacille en bouillon alcalin peptonisé, préparé avec une excellente peptone et privé par différents procédés (faisandage (Spronck), culture préalable de bacilles coli (Théobald Smith) de ses substances hydrocarbonées susceptibles de donner des acides qui agissent de façon défavorable sur le bacille et sur la toxine. Le choix de la race de bacille est aussi important ; les bacilles doivent donner rapidement à la surface du bouillon de culture des voiles bien nourris et épais. Quand les cultures poussent bien, c'est que le milieu ne s'acidifie pas.

L'*activité de la toxine* obtenue par filtrage est mesurée par la recherche de la dose minimum mortelle pour un animal, le cobaye d'ordinaire. On obtient des toxines qui tuent le cheval à la dose de 1/4 à 1/10 de centimètre cube. Une toxine d'activité moyenne tue un cobaye de 500 grammes à la dose de 1/100 de centimètre cube, en sorte que 1 centimètre cube de toxine tuera 100 cobayes, et cependant ce centimètre cube contient à peine 1 centigramme de matières solides, un cobaye est donc tué par 1/100 de centigramme d'extrait sec de toxine diphtéritique. C'est là une puissance toxique quasi incommensurable et qui rend compte dans une certaine mesure de la disproportion apparente entre l'intensité de l'intoxication diphtéritique et l'exiguité des fausses membranes.

*Quelle est la nature de cette toxine?* L'étude en est des plus difficiles, car, comme nous venons de le dire, la toxine active n'existe dans les bouillons de culture qu'en proportions impondérables, et il est impossible de l'obtenir à l'état de pureté. Il est probable cependant qu'elle se rapproche des enzymes, dont elle partage un certain nombre de propriétés.

Elle est détruite par une température de 100°, son activité est considérablement amoindrie par une température de 70°, il en est de même des enzymes, dont la chaleur modifie profondément la puissance.

L'action combinée de l'air et de la lumière exerce une modification du même ordre; l'oxygène est encore plus actif et plus encore l'ozone. La toxine diphtéritique est donc un corps très oxydable comme les enzymes.

L'iode, les hypochlorites, le trichlorure d'iode, le permanganate de potasse atténuent de même de façon rapide et profonde la toxicité des bouillons de culture. Il en est de même des enzymes.

Enfin si l'on produit dans un bouillon diphtéritique un précipité de phosphate, par exemple, ce précipité entraîne une grande partie de la toxine. C'est encore un des caractères des enzymes et des diastases; c'est le procédé employé par M. Miahle pour la précipitation de la ptyaline dans la salive. La toxine est très adhérente à ce précipité. On peut répéter plusieurs fois avec succès la même opération, et le précipité ainsi obtenu, convenablement desséché, conserve de façon beaucoup plus stable ses propriétés toxiques, il est peu altérable.

On a cherché à purifier cette toxine par les procédés employés d'ordinaire pour les enzymes. Le sulfate d'ammoniaque donne un précipité d'albumoses renfermant la toxine, ce précipité lavé au sulfate d'ammoniaque, puis desséché, conserve son activité fort longtemps.

*La toxine est très sensible aux acides et aux antiseptiques, elle l'est peu aux alcalis.*

### *Immunisation des animaux contre la toxine diphtéritique.*

Dès le moment où la toxine diphtéritique fut préparée avec une suffisante facilité, des essais furent tentés d'*immunisation des animaux contre cette toxine*.

Au début, on eut à vaincre les plus grandes difficultés, parce qu'on s'adressait à de petits animaux et qu'il y faut beaucoup de patience.

*Carl Frankel* le premier réalisa cette immunisation avec une toxine atténuée par la chaleur. Il opérait avec une grande lenteur, laissant de grands intervalles entre deux injections.

*Behring* se servit d'abord du liquide pleural des diphtériques. Puis il chercha à guérir par des injections de trichlorure d'iode des animaux inoculés ; il en sauva quelques-uns et constata qu'ils étaient immunisés. Il obtint encore des immunisations par injections de toxine mélangée à du trichlorure d'iode (on peut de même employer l'iode et les hypochlorites). Il y réussit encore par injection préalable d'eau oxygénée. Tous ces procédés sont peu maniables.

On peut de même immuniser, et l'immunisation est relativement beaucoup plus facile, de grands animaux : chèvre, vache, cheval.

### *Antitoxine diphtéritique.*

Les recherches portèrent alors sur le *sérum des animaux immunisés*. Il fut étudié d'abord par Behring et Kitasato (1890). Ils le trouvèrent préventif et antitoxique. L'injection préalable de sérum d'animal immunisé, rend inoffensive l'injection de doses mortelles de toxine diphtéritique. Il en est de même de l'injection simultanée de toxine et de sérum. Cette propriété antitoxique est manifeste même après l'injection de la toxine, à condition de ne pas intervenir trop tard et d'employer des doses suffisantes.

Le sérum des animaux ou des hommes guéris de diphtérie, jouit des mêmes propriétés. Il n'en est pas ainsi du sérum normal des animaux réfractaires à la diphtérie, mais on peut lui donner cette propriété par injection préalable de toxine. Le sérum est antitoxique à l'exclusion des globules rouges et de la fibrine du sang; le lait est de même antitoxique.

Cette *antitoxine* est sensible à la chaleur, altérée à 60°, détruite par la coagulation du sérum. Elle est précipitable par l'alcool et le sulfate d'ammoniaque. Elle se conserve quelquefois dans le sérum altéré par des cultures microbiennes non diphtériques, de même que dans le sérum sec.

Comme pour la toxine, on a cherché à isoler l'antitoxine par addition au sérum d'une quantité égale d'eau et d'une solution de sulfate de zinc à 20 °/₀, le précipité étant ensuite soumis à des manipulations multiples. On peut de même précipiter l'antitoxine par addition de K Cl ou de KI. L'antitoxine ainsi obtenue est toujours impure.

### *Sérum antidiphtéritique.*

Les noms de Behring et de Roux sont intimement liés aux derniers travaux relatifs à l'immunisation diphtérique et aux propriétés du sérum des animaux immunisés, travaux qui devaient aboutir à la *préparation méthodique du sérum antidiphtéritique.*

Le sérum est d'autant plus actif que l'immunisation est plus profonde. La manipulation est surtout facile chez les grands animaux comme le cheval. On immunise les chevaux après action préalable de malléine et de tuberculine. On saigne le cheval pour avoir du sérum normal, dont on recherche l'activité sur la toxine diphtérique, avant toute tentative d'immunisation. On commence alors avec une extrême prudence les injections de toxine, car la réceptivité chevaline est très variable. On note avec soin la température, le poids, l'albuminurie (s'il y a lieu), et l'on parvient progressivement à faire supporter à un cheval 100, 200, 300 centimètres cubes de toxine. Après repos du cheval pendant huit jours, on recueille par saignée et aseptiquement le sérum qui sera le sérum thérapeutique après mesure de son pouvoir préventif et antitoxique.

Pour mesurer le pouvoir préventif du sérum antitoxique on choisit des cobayes toujours du même poids, autant que possible, et on recherche la dose de sérum suffisante pour les immuniser contre des doses de toxine trois ou quatre fois mortelles. Si le poids de sérum nécessaire est la 100.000[e] partie du poids du cobaye, on dit que le sérum est actif à 1 p. 100.000.

La mesure du pouvoir antitoxique est basée sur la recherche de la quantité de sérum suffisante pour neutraliser une dose connue de toxine étalon. On dit qu'un sérum est normal quand 1/10 de centimètre cube de sérum mélangé à la dose dix fois mortelle de toxine empêche cette toxine d'agir sur un cobaye de 300 grammes. Si le sérum est neutralisant à 1/100 de centimètre cube, il est dix fois normal ; un centimètre cube renferme 10 unités ; s'il est neutralisant à 1/1000 de centimètre cube, il est 100 fois normal : un centimètre cube renferme 100 unités, etc. Il faut donc avoir une toxine étalon servant à établir l'unité thérapeutique et l'unité toxique.

Suivant la remarque même de M. Roux, il serait peut-être préférable d'employer un mode de mesure rapporté au poids ; il est d'ailleurs évident que ces unités sont variables avec les espèces animales et peut-être mieux avec les individus, dont la réceptivité diphtérique est variable.

### *Mode d'emploi du sérum antidiphtéritique.*

*Comment convient-il de se servir du sérum dans le traitement de la diphtérie ?*

L'expérimentation animale donne à elle seule d'utiles

indications ; elle indique : 1° que la dose de sérum nécessaire à enrayer l'infection diphtérique produite par inoculation ou à neutraliser une injection de toxine est d'autant plus grande qu'on opère plus tard après l'inoculation ou l'injection ; 2° qu'il existe une période maniable pendant laquelle l'injection de sérum est efficace, mais que cette période toujours assez courte, varie avec les espèces animales et la virulence du bacille ; 3° que passé cette période maniable, l'injection de sérum, même à doses très fortes, est inefficace, inutile.

Il en est absolument de même dans la diphtérie humaine. La précocité du traitement a une importance extrême quant à son efficacité. Les interventions tardives en admettant cependant qu'elles ne le soient pas trop, exposent en tous cas aux accidents tardifs de l'intoxication, aux paralysies, etc. Les statistiques de mortalité soulignent péniblement l'influence déplorable de l'hésitation de la temporisation dans la pratique de la sérothérapie antidiphtéritique. Aussi ne saurait-on assez insister sur cette proposition que l'indication de l'*injection doit être déterminée par le seul examen clinique sans attendre les résultats trop tardifs*, faut-il dire toute notre pensée, trop trompeurs, *de l'examen bactériologique*. Nous disons trop trompeurs, car nous avons vu des enfants chez lesquels une injection précoce de sérum faisait tomber les fausses membranes en quelques heures, comme cela se produit dans la diphtérie franche et où les résultats postérieurs de l'examen bactériologique indiquaient une angine à streptocoques ; notre impression était que dans ces cas, la bactériologie ne pouvait et ne devait être que l'humble servante de la clinique, souveraine maîtresse en dernier ressort. En règle donc *il faut faire l'injection de sérum le plus tôt possible après que l'examen du malade a démontré la probabilité de la diphtérie*. Au surplus l'action du sérum est peut-être plus complexe et plus complète encore que nous ne le croyons. M. Talamon n'a-t-il pas cru reconnaître une action manifeste du sérum antidiphtéritique dans la pneumonie !

En tous cas dans les diphtéries graves d'emblée, ou en cas de croup ou quand la force des choses amène une intervention tardive, il faut faire une injection massive à hautes doses 20 centimètres cubes et plus si l'on veut avoir quelques chances de succès.

Le tableau suivant donnera une idée précise de l'influence de la précocité de l'injection sur la mortalité diphtérique.

| | | | La mortalité est de : |
|---|---|---|---|
| Chez les enfants traités le | 1er jour | de la diphtérie | 0 p. 100 |
| » | 2e | » | 3 » |
| » | 3e | » | 13 » |
| » | 4e | » | 23 » |
| » | 5e | » | 40 » |
| » | 6e | » | 51 » |

*Les doses* varieront suivant l'âge, la gravité de la maladie, le moment de l'intervention, de 5 centimètres cubes à 20 centimètres cubes pour une injection. *Il est aussi important de donner une dose suffisante de sérum que de la donner tôt;* aussi devra-t-on toujours pécher par excès plutôt que par défaut, car comme nous le verrons; les accidents à craindre sont des plus minimes, négligeables en tous cas par rapport aux accidents que l'on vise.

Si au bout de 24 heures, 36 heures au plus, le détachement des fausses membranes n'est pas obtenu, il faut faire une nouvelle injection.

Nous n'insisterons pas sur la *technique des injections ;* c'est celle des injections hypodermiques aseptiques ; elles devront se faire dans le tissu cellulaire sous-cutané et il est commode que l'aiguille soit unie à la seringue par un tube de caoutchouc flexible qui rend l'injection beaucoup plus facile en cas de mouvements de la part de l'enfant.

*Accidents sérothérapiques.*

Les *accidents* attribuables à la sérothérapie ont soulevé de véhémentes discussions.

*Les uns* sont admis par tous, tels sont : les *éruptions cutanées de gravité diverse* (urticaire, érythème polymorphe ou scarlatiniforme, purpura exceptionnellement) et les *artropathies* qui accompagnent souvent l'érythème polymorphe. Au point de vue clinique, Sevestre les divise en *éruptions précoces* (du 5e ou 10e jour après l'injection) ce sont le plus souvent des éruptions ortiées sans importance et *éruptions tardives* (vers le 15e jour) ce sont habituellement des érythèmes polymorphes s'accompagnant d'accidents généraux plus ou moins graves et d'artropathies, elles durent 3 à 5 jours. Quoiqu'on n'en connaisse point la genèse d'une façon parfaite, ces accidents paraissent franchement imputables au sérum ; mais il est certain qu'ils ne supportent aucun parallèle avec les avantages à en retirer.

Les *autres* ont soulevé d'ardentes polémiques, ce sont *les accidents graves et surtout les cas de mort* publiés comme ayant été provoqués par une injection de sérum antidiphtéritique. Les cas les plus célèbres sont ceux de Langerhaus, Alfoldi, Guinon et Rouffilange, Moizard et Bouchard, Variot. Le cas de Langerhaus doit être absolument écarté, car l'autopsie aurait démontré que la mort était consécutive à la pénétration dans la trachée d'un caillot de lait coagulé. Les autres observations, celles de Guinon, de Moizard et de Variot en particulier sont difficilement contestables : 1° les observateurs sont des cliniciens dont la haute compétence est admise par tous ; 2° les observations ont toutes été prises avec soin ; 3° la mort nettement consécutive à l'injection a été précédée des accidents, que les plus fervents partisans de la sérothérapie s'accordent à attribuer à l'emploi du sérum (hyperthermie, érythème papulo-ortié).

M. Roux critique avec vivacité ces observations dans lesquelles il a cru voir une attaque à la sérothérapie, rien n'est moins juste. Les observateurs mêmes étaient et sont encore des partisans convaincus du sérum antidiphtéritique ; ils ont observé à la suite de l'injection de sérum des accidents mortels qu'ils ont cru (avec infiniment de vraisemblance) devoir attribuer à la dite injection ; et tout en les signalant, comme c'était leur devoir, à l'attention des cliniciens, ils ont déclaré en conscience que dans l'immense majorité des cas les accidents sont nuls ou peu graves mis en parallèle avec les résultats du traitement : rien n'est plus correct, rien ne semble plus vrai.

Ce qui est certain dès maintenant, c'est que mis à part quelques cas particuliers malheureux et infiniment rares, la sérothérapie antidiphtérique sauve chaque année des milliers d'enfants et qu'à Paris seulement la mortalité annuelle par diphtérie est tombée de 1 400 à 400. Quel argument peut tenir contre de pareils chiffres. Tout au plus le souvenir des accidents (tout à fait exceptionnels) susénumérés et la notion de l'immunité seulement passagère conférée par l'injection de sérum rend-elle discutable l'emploi du sérum comme moyen préventif en dehors des hôpitaux d'enfants. Nous pensons avec Manquat et la plupart des médecins d'enfants qu'il vaut mieux s'en abstenir et mettre en œuvre les autres moyens prophylactiques (isolement, hygiène de la gorge et du nez, etc.)

---

## TABLE ALPHABÉTIQUE

# TABLE ANALYTIQUE

## I. — Médicaments cardio-vasculaires



## II. — Médicaments modificateurs de la nutrition et de l'hématose



## III. — Médicaments antithermiques

# TABLE ALPHABÉTIQUE ANALYTIQUE

A

D

Q



R

S



T

U



V



W



ÉVREUX, IMPRIMERIE DE CHARLES HÉRISSEY

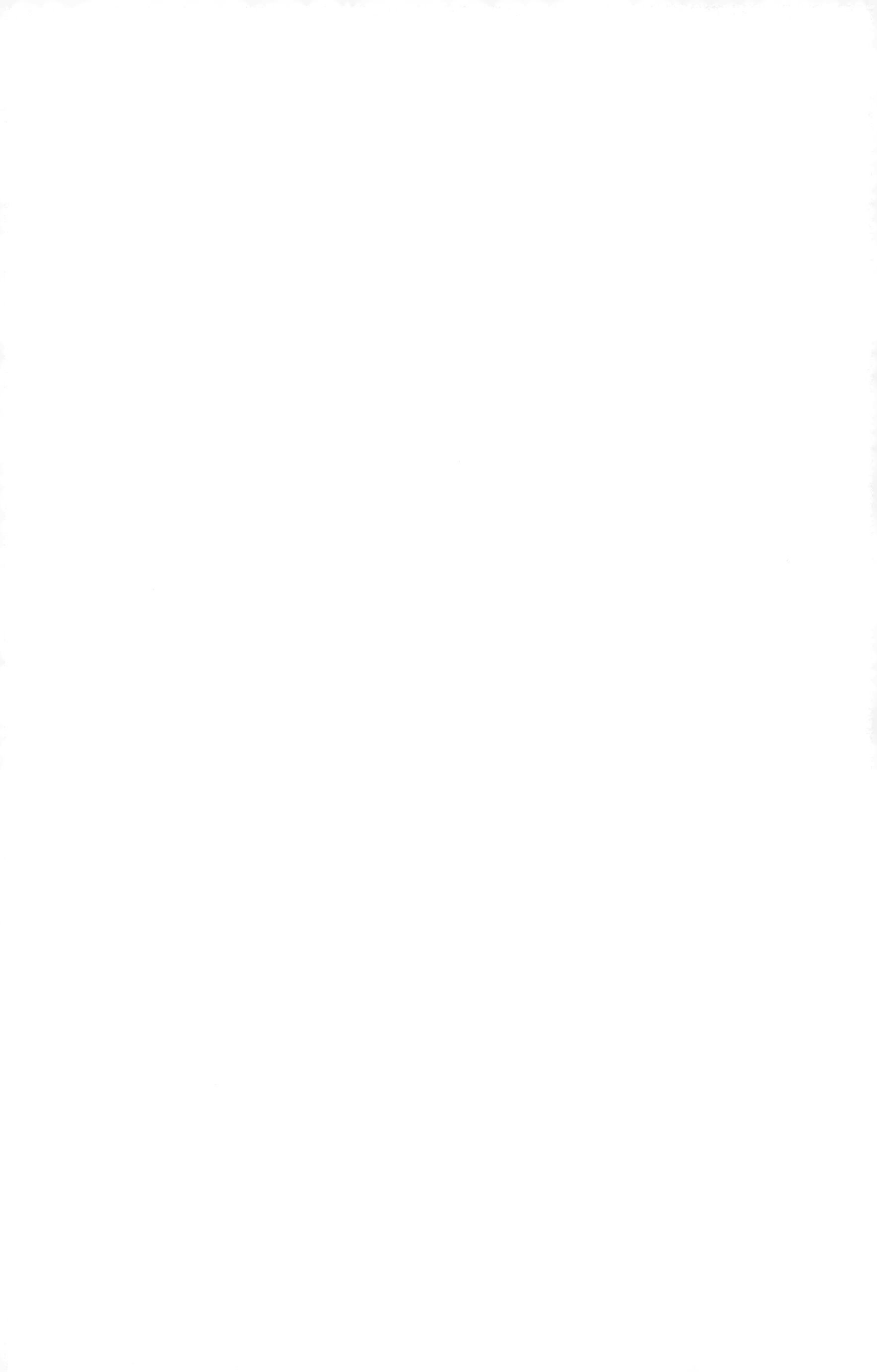

www.ingramcontent.com/pod-product-compliance
Ingram Content Group UK Ltd.
Pitfield, Milton Keynes, MK11 3LW, UK
UKHW020204250726
13967UKWH00003B/1263